GUSTAVO GUMIERO

PANDEMIA NO BRASIL
FATOS, FALHAS... E ATOS

PRIMEIRA EDIÇÃO - CAMPINAS - 2022

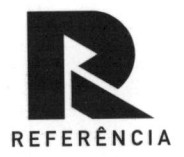

CB066578

R
REFERÊNCIA

© Gustavo Gumiero, 2022

Produção editorial:	A&A Studio de Criação
Revisão técnica:	Vanda Vedovatto Mello de Almeida
Revisão:	Marcelo Montoza
	Nilce Bechara
Diagramação:	Ione Santana
	Lucas Coutinho
Capa:	Diego Botaccini
	Leonardo Malavazzi

Dados Internacionais de Catalogação na Publicação (CIP)
(Câmara Brasileira do Livro, SP, Brasil)

```
Gumiero, Gustavo
   Pandemia no Brasil : fatos, falhas e atos /
Gustavo Gumiero. -- 1. ed. -- Campinas, SP :
Referência, 2022.

   Bibliografia.
   ISBN 978-65-997416-0-9

   1. Brasil - Aspectos sociais 2. Brasil -
Política e governo 3. COVID-19 - Pandemia
4. Saúde pública 5. Saúde pública - Aspectos
sociais I. Título.
```

22-104485   CDD-362.10680981

Índices para catálogo sistemático:

1. Brasil : Saúde pública : Administração :
   Bem-estar social   362.10680981

Aline Graziele Benitez - Bibliotecária - CRB-1/3129

SUMÁRIO

- **INTRODUÇÃO** 7
- **1. O BRASIL PRÉ-PANDEMIA** 13
  - A eleição de 2018 13
  - Bolsonaro e a Lava Jato 14
- **2. A PANDEMIA SE INSTALA** 17
  - 3 ministros em 2 meses 19
- **3. ENTENDENDO COMO PENSA BOLSONARO** 23
  - O guru Olavo 24
  - O ídolo Trump 28
  - A tropa ideológica 31
  - Darwinismo social 35
- **4. O FAZER MORRER** 37
  - A população indígena 39
  - Crimes contra a humanidade 42
  - O colapso em Manaus 46
- **5. A VACINA, OS BOICOTES E A CLOROQUINA** 49
  - A cruzada contra a vacina 49
  - O kit covid 53
- **6. A CPI DA COVID** 57
  - Fogo amigo 58
  - Os principais depoentes 59
  - O caso Prevent Senior 65
  - O relatório final e os indiciados 68
- **7. A ECONOMIA PATINA** 71
  - A crise contínua 71
  - Economia brasileira – anos Bolsonaro 72
  - Os auxílios emergenciais 73
  - O aumento da miséria e dos miseráveis 75
  - Auxílio Brasil 76
- **8. A DESIGUALDADE FICA MAIS EVIDENTE** 77
  - Desigualdades 77
  - Endividamentos 83
- **9. OS DESAFIOS PARA O BRASIL PÓS-PANDEMIA** 85
  - Do combate à corrupção à comida no prato 85
  - Tendências e sequelas 89
  - Renda básica e reforma eleitoral 89
- **10. SOBRE MUITAS FALHAS E POUCOS ATOS** 91
  - Ato Único 91
- **DOCUMENTOS COMPLEMENTARES** 100
- **GLOSSÁRIO** 102
- **BIBLIOGRAFIA** 104

"Na Pfizer, está bem claro lá no contrato: nós [Pfizer] não nos responsabilizamos por qualquer efeito colateral. Se você virar um jacaré, é problema de você, pô."

Jair Bolsonaro (17/12/2020).

INTRODUÇÃO

Brasil, entre crises e a pandemia

O Brasil terminava o ano de 2021 com o saldo de cerca de 620 mil mortes — quase 420 mil só naquele ano —, 22 milhões de diagnósticos positivos, 67% da população ou 143 milhões de pessoas completamente vacinadas e com mais de 26 milhões tendo recebido a dose de reforço.

Em abril de 2021, por exemplo, com 2,7% da população mundial, o Brasil concentrava 13% das mortes do mundo (nos países com mais de 100 milhões de habitantes, tinha a maior média de mortes por 1 milhão de habitantes). Na semana de 28 de março a 3 de abril de 2021, 50,3% dos óbitos registrados pela covid-19 no Brasil foram maiores que a soma de todas as doenças (49,7%). A covid-19 foi, durante 18 meses, a principal causa de mortes no Brasil, posto que perdeu em outubro de 2021, graças ao avanço da vacinação. Pela forma como atuou ou se omitiu, o que mais caracterizou o Brasil na pandemia foi seu presidente, Jair Messias Bolsonaro, o personagem-chave dos fatos que serão relatados. O coronavírus escapou do controle do governo porque este não quis controlá-lo!

Os números, por si só, são frios e incapazes de expressar e englobar tudo o que se passou, as vidas que se perderam durante os dois primeiros anos de pandemia. Não se pode tapar os olhos e ignorar tudo o que a população brasileira vivenciou nesse período; e não foi pequeno o sofrimento. Muitos fatos, mesmo chocantes, aconteceram, e foram devidamente relatados e analisados. E, apesar do fato ser tão evidente para os líderes mundiais a ponto de a ONU (Organização das Nações Unidas) eleger o presidente brasileiro como responsável por uma "tragédia humanitária", foi necessária uma CPI (Comissão Parlamentar de Inquérito) para apurar a envergadura da afirmação.

Se devo responder à pergunta *a que e a quem esta obra se destina*, este livro foi escrito com a intenção de ser um registro dos dois primeiros anos da pandemia no Brasil. Mais do que números, apresento um diagnóstico a ser lido e interpretado por todos os tipos de leitores, convidando-os à reflexão e ao debate.

Às vezes, alguns relatos podem parecer muito simples e recentes, mas mesmo aqueles fatos que, até a conclusão da escrita do livro, podem ser considerados óbvios, em um tempo posterior desaparecem da memória. Por isso, a necessidade de se registrar os acontecimentos principais. O grande desafio foi, portanto, narrar os fatos recentemente ocorridos e, também, os seus desdobramentos, devido à urgência do tempo.

O subtítulo deste livro deveria ter sido "atos, fatos e falhas", mas percebi durante os meses que se passaram na pandemia, e principalmente após as apurações da CPI, que os atos em prol da população brasileira foram escassos. Por isso, "fatos, falhas... e atos" pareceu-me mais adequado.

Entretanto, para que a leitora e o leitor tenham um melhor entendimento da pandemia no Brasil, foi necessário contextualizar a situação brasileira. A pandemia chegou em um momento em que o Brasil já estava atravessando certas crises, o que foi agravado ainda mais com a covid-19.

Fato é que, desde 2013, ano das manifestações nas ruas, vem-se tentando construir um "novo" Brasil. Pelo menos desde 2014, o país assiste a uma crise econômica, agravada mais recentemente por uma crise política e social, e, com a pandemia, somou-se ainda a crise sanitária. Uma verdadeira "tempestade perfeita", um caos social que tem deflagrado um outro tipo de *crise: a de expectativas*.

Os "inimigos do povo" e a necropolítica

O que se verificou no governo do presidente Jair Messias Bolsonaro e sua equipe foi uma total falta de ação governamental, de forma deliberada (um "desgoverno") que, como mostrarei mais adiante e como apurou a CPI, pode ser considerada um planejamento de morte, uma *necropolítica* — o poder que aquele que governa tem de ditar quem pode viver e quem deve morrer, — para utilizar o termo importante do filósofo Achille Mbembe.

Ao mesmo tempo, através de suas ações, que se tornaram exemplares para seus seguidores — no caso, exemplo do que não fazer —, como faltar com o uso de máscaras, não se vacinar, ser propagador de falsas más notícias sobre as vacinas e defender medicamentos cujo uso contra o coronavírus sem comprovação científica, provocar aglomerações em eventos, como motociatas, o governo de Jair Messias Bolsonaro pode e deve ser considerado o responsável direto pela morte de tantos brasileiros e brasileiras.

E, exatamente neste ponto, deve ser feita uma pausa, pois se trata da pergunta principal que me motivou a escrever este livro. Antes mesmo de começar a redigi-lo, indagava-me por que o presidente queria — ou permitia — que tantos brasileiros morressem, parecendo comemorar cada número e recorde de mortes. Os fatos demonstravam o desprezo pela vida. A escusa era sempre a economia, que o desemprego e a fome também matam; enfim, Bolsonaro se colocava, ou queria se colocar, como um líder incentivando sua população, ou parte dela, na luta para sobreviver ao vírus sem armas — sem máscaras, sem vacina, sem oxigênio. Logo ele, tão afeito às armas. Mas algo em suas atitudes faltava em minha compreensão. Eu queria saber o porquê, o motivo que fazia com que ele abertamente e deliberadamente atuasse como um soberano do "fazer morrer".

Assim, a política de Bolsonaro pode ser considerada uma necropolítica, uma forma de pensar e de agir voltada à fabricação incessante de um ou mais inimigos — e de fazê-los morrer. Como bem pontuou Umberto Eco: "Ter um inimigo é importante não somente para definir a nossa identidade, mas também para encontrar o obstáculo em relação ao qual medir nosso sistema de valores e mostrar, no confronto, nosso próprio valor. Portanto, quando o inimigo não existe, é preciso construí-lo".[1]

Essa constatação levava a outra pergunta: quem seriam os inimigos de Bolsonaro, que conspirava para a morte de tantos brasileiros? A esquerda? Os chineses? O globalismo? Mas se são outros, por que fazer morrer também brasileiros das mais variadas religiões e também aqueles que seriam da mesma posição ideológica do presidente?

Os indígenas, portadores de um patrimônio cultural e histórico riquíssimo, certamente são, para Bolsonaro, grandes inimigos, pois ocupam áreas muito extensas que deveriam se tornar, na visão do chefe do Executivo, áreas para agricultura, pastoreio e extração. Assim, como depois apurou a CPI e mostraram os fatos inerentes à fabricação desse "inimigo", Bolsonaro atuou deliberadamente para exterminar essa população, a ponto de a CPI tê-lo acusado de cometer "crimes contra a humanidade".

No entanto, a resposta de convencimento me veio ao ler uma reportagem de Marcos Augusto Gonçalves, do portal UOL, em março de 2021, dias após a queda do então ministro das Relações Exteriores, Ernesto Araújo.[2] Nela, o repórter citou o livro *Guerra pela Eternidade*[3], do etnógrafo estadunidense Benjamin Teitelbaum. Aquele livro foi, então, o responsável por responder às perguntas que tanto me ocupavam, e do qual faço uso nesta obra para penetrarmos nas entranhas do pensamento ideológico de Bolsonaro.

De qualquer forma, meu objetivo não é verter para o lado da discussão se o governo Bolsonaro foi fascista ou não, se suas políticas eram de direita ou não, e muito menos pretendo aprofundar-me em sua biografia de cunho pessoal e política, privada e pública. Apenas espero fornecer fatos para que a leitora e o leitor, caso desejem, possam assumir suas posições.

Debrucei-me sobre os dois primeiros anos de covid-19 no Brasil, doença que, se afetou todos os países do planeta, teve particularidades em terras brasileiras, provando mais uma vez que o Brasil é um país *sui generis*, que tem suas características e cultura próprias e únicas no mundo.

Provavelmente, quando o capítulo final da história da pandemia da covid-19 for escrito, o destaque irá para o Brasil e os Estados Unidos, os países onde, em números absolutos, mais cidadãos morreram, apesar de terem diferenças gritantes com relação ao sistema de saúde nacional, por exemplo. No Brasil, o SUS (Sistema Único de Saúde) foi reconhecido por ter salvado a vida de milhares de brasileiros, através do acesso gratuito aos hospitais públicos, garantidos pela Constituição de 1988. Nos Estados Unidos, no entanto, a população, apesar de não ter acesso a um sistema de saúde público universal, teve uma eleição no final do ano de 2020 e pôde escolher se continuaria ou não com aquele governo, decretando querer alguém mais capacitado para controlar a pandemia naquele país; enquanto os brasileiros, mais uma vez na história, não tiveram essa sorte.

Algumas considerações preliminares: muitos fatos aconteceram durante os dois anos que procurei relatar e analisar — 2020, 2021 até fevereiro de 2022, último mês de consultas. Alguns optei por não analisar neste livro, como o escândalo da vacina Covaxin[4], apontado na CPI. Apesar de ter relação com a crise sanitária, penso que deva ser encarado e analisado mais como um caso de corrupção que da pandemia em si, pois considero que, enquanto esta será controlada, a corrupção no Brasil parece ser endêmica e sem fim.

Sobre a CPI da covid, mesmo considerando que prestou um verdadeiro serviço à população brasileira, com cerca de 80 indiciamentos de pessoas e empresas, e atribuindo nove dos mais variados crimes ao presidente Jair Bolsonaro — desde delitos comuns, passando por crimes de responsabilidade (infrações político-administrativas) até crimes contra a humanidade —, meu trabalho não será exaustivo em sua análise. Tal desafio renderia, por si só, uma nova obra, mas extraio de seu relatório final algumas informações importantes de investigações realizadas, compiladas principalmente no capítulo em que trato dela.

1.

O BRASIL PRÉ-PANDEMIA

"Brasil acima de tudo. Deus acima de todos."

Slogan da campanha de Jair Bolsonaro.

"Esta é a nossa bandeira, jamais será vermelha, e daremos o nosso sangue para mantê-la verde e amarela."

Jair Bolsonaro, discurso de posse (1.º/1/2019).

A eleição de 2018

Quando Michel Temer passou a faixa presidencial a Jair Bolsonaro, no dia 1.º de janeiro de 2019, este se tornaria o 38.º presidente do Brasil. O cerimonial festivo, com algumas quebras de protocolo, não refletia o que havia sido a eleição de outubro de 2018 e tampouco o momento político que o país vivia.

A começar pela presença de Michel Temer na cerimônia de posse. Vice-presidente de Dilma Rousseff (PT), ele foi alçado à presidência depois que a petista sofreu processo de *impeachment* por crime de responsabilidade, em agosto de 2016. A destituição da primeira mulher eleita presidente da República não foi precedida por tempos de calmaria. A economia patinava, os estados e municípios acumulavam dívidas e a Operação Lava Jato escancarava as relações perniciosas dos políticos.

Nesse cenário, as eleições municipais de 2016 revelavam uma prévia do que o país poderia esperar para os próximos anos. Alguns políticos tradicionais foram rejeitados nas urnas, cedendo lugar a "novos personagens", com um discurso mais conservador. Era a Direita que começava a ganhar espaço no Brasil.

Ninguém soube tão bem captar a mensagem das urnas quanto Jair Bolsonaro, que filiou-se ao PSL em 2018, até então um deputado federal do baixo clero. A visão que faltou aos adversários sobrou a ele, que transformou a insatisfação dos eleitores e o sentimento antipetista em estratégias de campanha. Eram as únicas bandeiras. E foram suficientes. Bolsonaro soube tirar proveito até mesmo de adversidades, como o ataque à faca que sofreu durante a campanha, em Juiz de Fora (MG), e que quase lhe custou a vida.

Com o petista Luiz Inácio Lula da Silva preso durante a Operação Lava Jato, que apurou desvios de bilhões de reais em estatais brasileiras durante seus governos, Bolsonaro enfrentou e venceu Fernando Haddad (PT) no segundo turno, com 57,7 milhões de votos. Parecia ser o fim do PT, mergulhado em denúncias de corrupção e com seu principal líder atrás das grades. Mas, como se verá mais adiante, a política no Brasil é dinâmica e imprevisível.

Bolsonaro e a Lava Jato

Fato é que o que podemos chamar de bolsonarismo ascendeu ao mesmo tempo em que a Operação Lava Jato se expandia e ganhava força, condenando os responsáveis pela corrupção mais recente no país. A questão jurídico-midiática, com o mote do "combate à corrupção" no Brasil, fortaleceu a ideia de que Jair Bolsonaro seria o responsável por acabar com a corrupção, como se esta não fosse uma questão muito mais profunda: histórica, cultural e endêmica.

E as esperanças se renovaram quando, após a eleição, Bolsonaro convidou o então juiz Sérgio Moro, o ícone da Operação, para assumir o Ministério da Justiça e Segurança Nacional de seu governo. Moro justificava ter aceitado o cargo para não haver retrocessos no combate à corrupção. Era a expectativa de que a corrupção no Brasil seria lavada por dois homens em um breve espaço de tempo. Esperança que foi com uma certa rapidez dissipada com os escândalos envolvendo o próprio presidente e alguns de seus familiares — filhos e esposa.[5]

Interessante analisar os dados de uma pesquisa do Ipec (Inteligência em Pesquisa e Consultoria) de junho de 2021 a respeito

1. O BRASIL PRÉ-PANDEMIA

do eleitor "bolsolula". Segundo o levantamento, 25% dos eleitores que optaram por Bolsonaro no segundo turno das eleições de 2018 afirmaram que votariam "com certeza" em Lula para presidente em 2022. Como se vê, esse eleitor não era um bolsonarista convicto[2], mas votou em Bolsonaro por um ou mais dos seguintes motivos: o sentimento da antipolítica e contra o PT, nutrido pelos escândalos de corrupção dos anos recentes; a má gestão de Dilma Rousseff como presidente; o desejo da continuidade do combate à corrupção, personificado no que se classificava como "pulso firme" de Bolsonaro, aliado ao fortalecimento da segurança pública. De certa forma, a Operação Lava Jato, encabeçada pelo juiz Sérgio Moro, alavancou o voto em Jair Bolsonaro.

Assim, uma parte dos brasileiros que votou em Bolsonaro no segundo turno das eleições presidenciais de 2018 queria a derrocada do PT que governara o Brasil por quase 16 anos; outra parcela era formada por insatisfeitos com a perda de seus empregos ou insucesso de seus negócios nos anos anteriores de recessão; havia também uma parcela conservadora, encarnada na figura de evangélicos e católicos, que procuravam impedir qualquer avanço nas pautas das minorias LGBTQIA+. E, ainda, estavam aqueles que defendiam o acesso às armas como forma de autoproteção contra um Estado que não provê a segurança necessária.

Enfim, eram todos brasileiros que ansiavam por um Brasil que se desenvolvesse, e, mesmo que nem todos acreditassem em Bolsonaro, tinham a esperança de que ele seria melhor — ou menos ruim — que os governos anteriores. O eleitor multifacetado de Bolsonaro não queria eleger alguém que ele considerasse um genocida, fascista ou golpista, mas acreditava em uma gestão séria, que melhorasse sua vida e de seus familiares, os negócios, o emprego, a saúde, a segurança e a educação do Brasil.

Mas o que aconteceu no governo que chegava ao poder em 2019 não foi diferente de seus antecessores: alguns escândalos, falta de compromisso com a população e com seus eleitores. Muitas ações levaram os brasileiros a pensar que estavam vivendo de novo na Ditadura ou na Monarquia, bem distante de um presidencialismo saudável.

Desde o início, o novo presidente elegera as redes sociais como fonte de comunicação com seus eleitores. Porém, muito mais do que informar sobre atos do governo, essas mídias eram utilizadas para atacar adversários, a imprensa e criar polêmicas. Volta e meia Bolsonaro fazia declarações que perigosamente flertavam com a Ditadura, ao tecer comentários positivos aos "anos de chumbo", no que era apoiado por seus filhos mais velhos, todos eles também políticos.

A bandeira anticorrupção também enfraquecia. Seu filho Flávio Bolsonaro, senador pelo Rio de Janeiro, enfrentava acusação de "rachadinha", prática que se configura quando o gabinete de um político fica com parte do salário de seus funcionários. No ano seguinte, o combate à corrupção prometido por Bolsonaro sofreria mais um golpe com o pedido de exoneração de Sérgio Moro, o baluarte da Operação Lava Jato.[6]

O presidente também colocou em pauta o discurso armamentista, com medidas que facilitavam a posse e o porte de armas, promoveu um desmonte na fiscalização ambiental e ainda tentou indicar seu filho, o deputado federal Eduardo Bolsonaro, como embaixador do Brasil em Washington.

Essas ações, somadas a outras que se chocavam com o que havia sido prometido em campanha, começaram a acender uma luz amarela em parte do eleitorado. Contudo, a economia naquele primeiro ano de governo dava sinais de recuperação, com queda do desemprego. E o Planalto também conseguiu uma importante vitória com a aprovação da Reforma da Previdência.

O saldo, a despeito das inúmeras polêmicas que Bolsonaro criara ao longo de seu primeiro ano de mandato, ainda era positivo. Porém, nos dois últimos meses do ano, dois fatos iriam abalar o governo de tal forma que nenhum analista político conseguiria prever até então. O primeiro deles ocorreu em novembro, com a libertação do ex-presidente Luiz Inácio Lula da Silva, após mais de 500 dias preso. E no último dia de 2019, a OMS (Organização Mundial de Saúde) recebia um alerta sobre casos de pneumonia identificados na cidade chinesa de Wuhan. Poucos meses depois, esse alerta se transformaria na decretação de uma pandemia. A pandemia de covid-19. A consequência para Bolsonaro viria a ser o fim da lua de mel entre o presidente e grande parte de seu eleitorado.

2.

A PANDEMIA SE INSTALA

> *"Esse vírus trouxe uma certa histeria. Tem alguns governadores, no meu entender, posso até estar errado, que estão tomando medidas que vão prejudicar e muito a nossa economia."*
>
> Jair Bolsonaro (17/3/2020).

Em fevereiro de 2020, um brasileiro de 61 anos, residente em São Paulo, retornava ao Brasil após viagem de turismo à Itália. Ele nem sequer imaginava que se tornaria notícia nacional pouco tempo depois. Esse turista ficaria conhecido como o primeiro caso da covid-19 no país. Com problemas respiratórios, o homem foi internado na capital paulista e submetido a exames que confirmaram o novo vírus, que começava a tomar o mundo de assalto. O paciente recuperou-se e a primeira morte somente ocorreria em 12 de março, sendo a vítima uma mulher de 57 anos.

Embora tenha ficado conhecido como "paciente zero", estudos revelaram mais tarde que o turista paulistano não foi o único disseminador do vírus no Brasil. Houve, na mesma época, dezenas e dezenas de casos que circulavam pelo país, dos quais ainda ninguém tinha conhecimento.

O termo pandemia ainda não estava nos noticiários e a preocupação com o misterioso vírus, mesmo tendo a OMS declarado tratar-se de uma emergência de saúde pública, parecia concentrada apenas na China, que isolava os pacientes na tentativa de frear o avanço da doença.

No Brasil, as atenções estavam voltadas ao Carnaval. Mas é interessante anotar que o governo federal inicialmente não ignorou o alerta da OMS. Em 6 de fevereiro daquele ano era publicada a Lei n.º 13.979, com medidas para "enfrentamento da emergência de saúde pública de importância internacional decorrente do coronavírus responsável pelo surto de 2019". A lei era assinada por Jair Bolsonaro, Sérgio Moro e Luiz Henrique Mandetta, ministro da Saúde, que ganharia os holofotes em poucas semanas.

Essa lei parecia mostrar que o governo estava preparado e encarava com seriedade a nova ameaça que rondava o mundo. Assim, quando em março a OMS declarou a pandemia de covid-19, a falsa sensação que se poderia depurar da lei editada por Bolsonaro era de que o vírus seria combatido com todo o rigor exigido.

É curioso observar aqueles primeiros meses de 2020, que hoje parece tão longínquo, e notar que Bolsonaro, tão ávido por eleger um inimigo diferente a cada dia, não o fez quando se deparou com a covid, que poderia ter sido seu maior alvo e, quem sabe, também seu maior triunfo.

Inicialmente, as ações davam a entender que o pensamento do governo estava alinhado à preocupação da OMS. Após decretar emergência sanitária, o governo repatriou brasileiros que estavam na cidade chinesa de Wuhan. Contudo, março chegaria com uma realidade totalmente diferente.

Logo após a OMS declarar a pandemia, governadores e prefeitos tomavam medidas para tentar conter a disseminação do vírus, que já estava presente em todos os estados. Escolas foram fechadas, o comércio passou a funcionar com capacidade reduzida de atendimento, eventos públicos foram cancelados e palavras como isolamento social, quarentena e *lockdown* entraram no vocabulário dos brasileiros. As notícias vindas da Europa, principalmente da Itália, considerada o epicentro da pandemia naquele período, mostravam os riscos que o novo vírus oferecia.

No dia 24 de março, o Brasil registrava pouco mais de 1,9 mil casos de covid, com 47 mortes. E foi nesse cenário que Jair Bolsonaro foi à TV fazer um pronunciamento à nação que entraria para a história. Enquanto vários líderes mundiais dirigiam-se à população informando, alertando e anunciando medidas para enfrentar o coronavírus, Bolsonaro adotou caminho totalmente inverso. Ele criticou o isolamento social, culpou a imprensa a quem acusou de espalhar pânico à população e classificou o vírus que já matara milhares de pessoas no mundo como "gripezinha". "*No meu caso particular, pelo meu histórico*

2. A PANDEMIA SE INSTALA

de atleta, caso fosse contaminado pelo vírus, não precisaria me preocupar, nada sentiria ou seria, quando muito, acometido de uma gripezinha ou resfriadinho", disse o presidente em seu pronunciamento.

Inacreditavelmente, essa não seria a pior declaração que ele faria sobre a covid-19 daquele dia em diante, além de nunca ter cessado de minimizar o poder do vírus e tratar sempre com descaso o número de mortes. Mortes, aliás, que cresceram vertiginosamente. Apenas 100 dias após a primeira morte ter sido registrada no país, chegavam-se a inimagináveis 50 mil mortes, em junho de 2020. E a partir daí os números cresciam exponencialmente.

Duramente criticado por autoridades da área da saúde por minimizar o avanço da pandemia, Bolsonaro parecia mais preocupado em seguir atacando a imprensa e lançar factoides, como a suspeita — jamais confirmada — de que houve fraude nas eleições de 2018, o mesmo pleito em que curiosamente ele saiu vencedor. Essa era a prioridade do presidente naquele momento e não o verdadeiro inimigo, o coronavírus, que apavorava a população. Elegendo a ciência como inimiga e proclamando a cloroquina/hidroxicloroquina como remédio para a covid, Bolsonaro se afastava do mundo, abraçando-se com o negacionismo de Donald Trump, então presidente dos Estados Unidos e seu aliado ideológico. E não foi só isso. Em março daquele ano, no dia 11, quando voltava de uma viagem à Flórida, nos Estados Unidos, após encontro justamente com Trump, Bolsonaro e sua comitiva trouxeram 22 infectados com a doença. No entanto, a nação estadunidense teria a oportunidade de aprovar ou não os atos de Trump em eleição no final daquele mesmo ano, oportunidade que os brasileiros não tiveram.

A pandemia entregava para Jair Bolsonaro as chaves das portas para ele escrever sua história e de seu país. E Bolsonaro fez sua escolha. Ele teria pelo menos cerca de três anos para, sob o pretexto de combater o inimigo invisível, implementar sua estratégia de permitir e/ou deliberar a morte de muitos de seus compatriotas.

3 ministros em 2 meses

Um personagem, até então pouco conhecido do público em geral, ganharia os holofotes diariamente naqueles dias entre março e abril. Era Luiz Henrique Mandetta, ex-deputado federal e então ministro da Saúde.

Mandetta era um defensor das medidas de isolamento social e sempre recomendou que a população seguisse as orientações da OMS. Todavia o protagonismo que Mandetta ganhou ao liderar o combate ao coronavírus incomodou Bolsonaro. Em dado momento, a aprovação do Ministério da Saúde sob seu comando foi maior que a do presidente, segundo pesquisa Datafolha feita à época. Além disso, o apoio público de Bolsonaro ao uso da cloroquina no tratamento da covid-19, mesmo não havendo comprovação de sua eficácia, também foi motivo de discordância entre os dois.

Bolsonaro não perdia uma oportunidade sequer de criticar seu ministro da Saúde, a quem acusava de não levar em conta a preocupação do governo com a economia. O presidente não via problema algum em deixar claro que a economia era mais importante do que a vida, e o problema do vírus, segundo ele, poderia ser resolvido isolando pacientes considerados de risco, enquanto o restante do país seguiria a vida normalmente.

Bolsonaro era explicitamente contra o *lockdown*, o que contrariava a lógica científica. Tal medida, no entanto, era recomendada pelo fato de a disseminação do vírus expandir sua atuação mais pelo fluxo de pessoas e redes de transporte do que por fatores ambientais. Dessa forma, o impacto da pandemia no Brasil teria sido "significativamente menor" se o governo brasileiro tivesse adotado, já no início da pandemia, aliado ao *lockdown* nas principais capitais, a restrição de circulação de veículos nas rodovias[7]. Mas não houve, por parte do chefe do Executivo, nenhuma ação nesse sentido.

E foi somente graças ao STF (Supremo Tribunal Federal) que os governadores dos estados brasileiros puderam implementar as restrições em seus respectivos estados; uma medida que, se não foi totalmente eficaz pela falta de uma coordenação central, foi capaz de evitar que o número de casos e de mortes no Brasil fosse ainda maior.

Luiz Henrique Mandetta não resistiu ao ímpeto de Bolsonaro e acabou exonerado, sendo substituído por Nelson Teich. Bolsonaro acreditava ter encontrado ali um aliado em sua defesa contra o isolamento e o uso da cloroquina como tratamento contra a covid. Entretanto,

2. A PANDEMIA SE INSTALA

o presidente teve suas expectativas frustradas. Assim como Mandetta, Teich defendia o isolamento social e chegou a propor *lockdown* para cidades com maior taxa de transmissão do coronavírus.

O novo ministro passou a ser cobrado por Bolsonaro para mudar o protocolo do Ministério da Saúde para o tratamento da covid-19. O presidente defendia a recomendação de uso da cloroquina, enquanto o então ministro não considerava o medicamento uma solução. Além disso, Teich estava isolado, não tendo sido sequer consultado quando o governo federal editou um decreto que ampliava as atividades consideradas essenciais para incluir academias e salões de beleza. Sua trajetória no Ministério da Saúde durou, assim, apenas 29 dias.

Com o desejo de ter no Ministério da Saúde alguém que seguisse exatamente o que ele pensava, Bolsonaro nomeou para o cargo o general do Exército Eduardo Pazuello. Era o terceiro ministro da Saúde em pouco mais de dois meses. Foi sob o comando de Pazuello que o Ministério da Saúde lançou o protocolo de tratamento da covid-19 que recomendava a utilização da cloroquina, como queria Bolsonaro. O ministro foi bastante criticado principalmente por sua subserviência ao presidente. É dele a frase: "Um manda, outro obedece", que resumia bem como era a relação entre ambos.

Pazuello também foi alvo de críticas pela demora na negociação com laboratórios por vacinas contra a covid. Adicionalmente, ele passou a ser investigado pelo STF por suposta omissão na crise sanitária do Amazonas, onde pacientes morreram asfixiados por falta de cilindros de oxigênio medicinal.

Mesmo assim, ele somente foi deixar o Ministério em março de 2021. Com o Brasil batendo consecutivos recordes de mortes por covid-19 e a vacinação ainda em ritmo muito lento, a relação entre Bolsonaro e Pazuello não resistiu às críticas até mesmo dos aliados do governo.

No lugar de Pazuello assumiu Marcelo Queiroga que, tal qual seu antecessor, seguiu o mantra do "um manda, outro obedece". A título de curiosidade e para ilustração de seu mandato, vale lembrar um momento da biografia de Queiroga, que talvez demonstre muito mais sua personalidade do que se pode depreender de sua conduta no Ministério da Saúde. Integrante da comitiva do governo em uma viagem aos Estados Unidos em 2021, Marcelo Queiroga respondeu com um ato obsceno ao se encontrar com manifestantes em Nova York. Vale lembrar que nessa mesma viagem o ministro foi infectado pela covid. Queiroga também reproduziu e endossou a afirmação de Bolsonaro de que, às vezes, seria melhor perder a vida que a liberdade.

3.

ENTENDENDO COMO PENSA BOLSONARO

"O vírus tá aí, vamos ter de enfrentá-lo, mas enfrentar como homem, pô, não como moleque. Vamos enfrentar o vírus com a realidade. É a vida, todos nós vamos morrer um dia."

Jair Bolsonaro (29/3/2020).

"Já falei que sou imorrível, já falei que sou imbrochável e também sou incomível."

Jair Bolsonaro (17/5/2021).

A segunda declaração, que utilizo como epígrafe neste capítulo, muito mais do que a criação de neologismos por parte do presidente, revela algumas facetas de sua personalidade. A começar pelo contexto em que a frase foi pronunciada. Jair Bolsonaro falava a seus apoiadores no Palácio do Alvorada, prática que se tornou comum desde que assumiu a Presidência. Sem máscara e sem respeitar o distanciamento recomendado pelas autoridades de saúde, ele respondia à pergunta de um apoiador sobre sua saúde. A resposta foi no tom de deboche que marca praticamente todas as suas falas quando se referia à covid-19. Naquele mês de 2021 o Brasil já ultrapassara a marca de 400 mil mortos. O número, contudo, não parecia sensibilizar o presidente.

Não se pode, no entanto, resumir Bolsonaro em um compilado de frases, sob o risco de reduzi-lo apenas a um personagem grosseiro e próximo ao folclórico. Para lograr êxito na tarefa de entendê-lo e compreender sua política, é preciso abordar sua vida, sua história política, e analisar seus pensamentos, suas crenças e a origem de suas referências.

Bolsonaro é de família de origem italiana[8], mais precisamente da região do Vêneto, da cidade de *Anguillara Veneta*, onde nasceu seu bisavô e na qual recebeu em novembro de 2021 o título de cidadão honorário sob protestos de muitos munícipes.[9] Deputado federal por sete mandatos, Bolsonaro foi um político menos que medíocre, conseguindo aprovar em todo o período em que esteve na Câmara apenas dois projetos. Seus minutos de fama se davam quando atacava uma classe ou seus próprios colegas de plenário.

Antes disso, quando no Exército, Bolsonaro chegou a ficar detido, pela própria instituição, por quebra de hierarquia. Também foi suspeito de uma tentativa de explodir a sede do Exército no Rio de Janeiro — considerado um ato de terrorismo.

O mais importante, no entanto, é perceber que, na retórica do presidente, há a necessidade de produção constante de inimigos. Mas quem seriam os inimigos para Bolsonaro? O comunismo? O capitalismo? O(s) globalismo(s)? A ciência? Os fracos? Os fortes? Ao longo de seu governo, de acordo com a necessidade do momento, os inimigos, reais ou imaginários, foram tanto pessoas quanto concepções de mundo diferentes do presidente.[10] O slogan de sua campanha eleitoral tem também um caráter de enfrentamento: "Brasil acima de tudo, Deus acima de todos". E pode ser considerado, sob um certo prisma, uma espécie de novo fascismo, em que o Estado é alçado acima de qualquer outro interesse, e tudo deveria ser feito para protegê-lo.

O guru Olavo

Sobre a fé de Bolsonaro, a incógnita é em quem e no que ele *realmente* acredita. Religiosamente, se proclama vagamente católico, apesar de ter alçado a ministro ou a cargos importantes de seu governo os evangélicos, como a ministra da Cidadania, Damares Alves, e André Mendonça, que foi indicado pelo presidente a ministro do STF. Sua esposa, Michelle de Paula Firmo Reinaldo Bolsonaro, que se vacinou contra a covid em Nova York, é declaradamente evangélica.

Já sobre sua ideologia, o caminho parece menos árduo. No seu discurso de posse, realizado sem os moldes tradicionais, pois se deu

3. ENTENDENDO COMO PENSA BOLSONARO

através de uma transmissão *on-line* de sua casa, Bolsonaro citou e mostrou quatro livros: a Bíblia, regra de fé dos cristãos; a Constituição Brasileira; um dos volumes do livro *Memórias da Segunda Guerra Mundial*, de Winston Churchill; e, por último, mas não menos importante, um livro escrito por Olavo de Carvalho, que viria a ser uma espécie de guru no seu governo. O nome do livro? *O mínimo que você precisa saber para não ser um idiota*.

Por isso, para melhor compreender a ideologia do presidente brasileiro, é necessário recorrer ao seu guru-conselheiro Olavo Luiz Pimentel de Carvalho. Nessa tarefa, sou devedor do livro *Guerra pela Eternidade*, de Benjamin Teitelbaum[11]. É nele que encontramos os preceitos fundamentais da seita Tradicionalista, que nos fazem compreender, muitas vezes bem claramente, os atos e omissões do presidente na pandemia.

Natural de Campinas, interior do estado de São Paulo, Olavo de Carvalho[12] nasceu em 1947, e foi adepto do comunismo em seus tempos de faculdade, um comportamento padrão de muitos jovens rebeldes durante o período da Ditadura Militar no Brasil (1964-1985). Mas já em meados da década de 1970, Olavo, ao entrar em contato com a alquimia e a astrologia, começou a frequentar círculos ocultistas. Também começou a escrever para a revista ocultista francesa *Planète* para a qual trabalhou supostamente entrevistando, por exemplo, seres extraterrestres e pessoas mortas.

Ensinou astrologia na PUC-SP (Pontifícia Universidade Católica de São Paulo). E foi exatamente em 1977 que Olavo teve contato com um livro que mudaria sua vida e sua visão de mundo para sempre: *The sword of gnosis* (A espada da gnose), que reúne ensaios de escritores da visão Tradicionalista. Um dos maiores expoentes dessa corrente foi René Guénon.[13] Olavo mergulhou, então, a fundo em suas convicções Tradicionalistas e seguiu o caminho do ocultismo no Brasil e nos Estados Unidos, para onde se mudou na primeira década de 2000 — segundo alguns, para fugir do pagamento de impostos, e, para outros, porque estaria sofrendo ameaças.

Olavo frequentava sessões e cerimônias Tradicionalistas, as quais eram regadas por batuques de tambor, danças, coreografias e cantos; e conseguiu abrir uma espécie de "filial" dessas sessões no Brasil, com autorização de Schuon, o maior expoente daquela época do Tradicionalismo. Os membros, para estarem em dia com suas obrigações na seita, deveriam repassar 2,5% de sua renda bruta anual para a filial a qual pertenciam. Por fim, a iniciação de mulheres naquela seita passava pelo ato sexual, sem o uso de contraceptivos.[14]

Essa é uma resumida biografia dos aspectos mais importantes da vida e da personalidade de Olavo de Carvalho, sobretudo um astrólogo, que recebeu do presidente Jair Bolsonaro, em 1.º de maio de 2019, a "Ordem de Rio Branco", a mais alta honraria diplomática do Brasil.

Em conversa com Teitelbaum, Olavo já assumira pouco se importar com o seu país: "Não estou interessado no futuro político do Brasil, porque vai ser ruim. Não há nada que possamos fazer". Heloísa de Carvalho, uma de suas filhas, em uma entrevista, também pontuou os valores que seu pai carregava: "O Olavo [de Carvalho] quer passar a imagem de que faz tudo pela causa da família tradicional, cristã, católica. Mas é um delírio discrepante e irracional, pois teve três mulheres ao mesmo tempo e com os filhos menores de idade dentro de casa. Ele achava que não precisava ir para a escola".[15]

Teitelbaum pontua também que Olavo era uma pessoa excêntrica e individualista, além de possuir tendências belicosas e de alimentar desprezo pelas universidades e pela imprensa.

Para revelar o pensamento de Bolsonaro e compreender seus atos e omissões na pandemia é necessário entender o que os Tradicionalistas consideram como "idade sombria". Na cabeça de Olavo, aponta Teitelbaum, estaria o seguinte pensamento: "A mídia, o sistema educacional e os governos do Brasil não estão apenas corrompidos por dinheiro e interesses próprios, como também são provedores de ignorância, graças ao seu investimento cego na ciência moderna e à sua incapacidade para considerar — e menos ainda para valorizar — a espiritualidade" (p. 231). Por isso, a ciência, uma espécie de "verdade absoluta", deveria ser atacada e destruída, assim como a modernidade. Para Teitelbaum, é nessa etapa que pode haver uma íntima conexão entre o populismo e o Tradicionalismo. Os populistas têm em seu discurso a corrupção de todos os políticos; os Tradicionalistas, por sua vez, pregam que a esquerda e a direita são ambas progressistas e materialistas.

3. ENTENDENDO COMO PENSA BOLSONARO

Os Tradicionalistas acreditam que o mundo chegou a tal grau de degeneração, a idade chamada *Kali Yuga*, a fase terminal de um ciclo de quatro idades, que *é necessário o colapso, para uma posterior regeneração da espécie humana*. E essa destruição passa pela destruição de todas as instituições, tais como o Estado e as escolas (voltarei a esse tópico).

Durante sua vida, Olavo sempre mostrou uma visão de mundo machista e racista, e poderia seguir sendo ele próprio um personagem folclórico, que se comunicava através de linguagem vulgar e relevante apenas para um círculo reduzido de seguidores a quem ministrava cursos. Bolsonaro, porém, o alçou à notoriedade, e Olavo, apesar de apoiar o presidente, não o poupava de críticas. Em 2021, por exemplo, afirmou ter sido usado como garoto-propaganda por Bolsonaro na eleição de 2018, para que o mesmo se elegesse — como se ele fosse um personagem de tamanha importância para tal feito. Bolsonaro, no entanto, evitava o conflito aberto com Olavo, pois sabia que a boa relação com ele era necessária para manter sua base militante engajada.

Em comum mesmo os dois tinham o fato de negar os efeitos da covid, posicionar-se contra a vacina e atacar inimigos reais e imaginários o tempo todo pelas redes sociais, acreditando ser eles mesmos que salvariam o Brasil e o mundo das mais abstratas ameaças.

Em maio de 2020, Olavo de Carvalho publicou o seguinte texto em sua conta no Twitter: "O medo de um suposto vírus mortífero não passa de historinha de terror para acovardar a população e fazê-la aceitar a escravidão como um presente de Papai Noel".

Um mês antes, ele já usara a mesma plataforma para classificar de "crime" as medidas de prevenção à covid: "Essa campanha para nos 'proteger da pandemia' é o mais vasto e mais sórdido crime já cometido contra a espécie humana inteira."

E em janeiro de 2021, em claro desrespeito às vítimas da pandemia, voltou ao ataque: "Dúvida cruel. O Vírus Mocoronga mata mesmo as pessoas ou só as ajuda a entrar nas estatísticas?".

A ironia dessa publicação feita em 2021 é que um ano depois ele iria obter a resposta para sua pergunta. No dia 16 de janeiro, o próprio

Olavo de Carvalho anunciou ter contraído a covid. Ele morreu alguns dias depois, no dia 24. Olavo era cardiopata e portador da Doença de Lyme, uma infecção transmitida por carrapatos. Embora a causa oficial da morte não tenha sido divulgada, sua filha Heloísa afirmou que ele foi mais uma vítima da covid.

Horas depois da morte, Bolsonaro publicou a seguinte frase: "Olavo foi um gigante na luta pela liberdade e um farol para milhões de brasileiros. Seu exemplo e seus ensinamentos nos marcarão para sempre".

O ídolo Trump

Se Olavo de Carvalho era o guru de Bolsonaro, o presidente americano Donald Trump era o modelo a ser seguido. Diante do americano, Bolsonaro se comportava mesmo como um fã. O próprio brasileiro assim definiu o sentimento em relação a Trump: um ídolo. E exatamente como fazem os fãs de celebridades, Bolsonaro tentava imitar Trump. Durante a pandemia, essa estranha obsessão do presidente brasileiro pelo mandatário americano ficou ainda mais evidente.

Trump, como um bom "Tradicionalista", também defendia tratamentos sem comprovação científica contra a covid, desdenhava da ciência, entrava em conflitos com a comunidade médica, minimizava os efeitos da pandemia e não se solidarizava com as vítimas, mesmo com os Estados Unidos no topo da lista de mortes pela doença.

Um rápido olhar sobre o governo Trump e o pensamento que predominava em membros de sua equipe ajuda a compreender o presidente americano e também a identificar as semelhanças com Jair Bolsonaro. Se no Brasil essas visões eram incutidas nos bolsonaristas por Olavo de Carvalho, nos Estados Unidos quem compactuava com essa ideologia era Steve Bannon. Diretor de campanha de Donald Trump, Bannon, após a posse do presidente americano, foi escolhido como conselheiro-chefe.

Teitelbaum afirma que na mente de Bannon estava a seguinte sentença: "Ser nacionalista por si mesmo não é o bastante; é preciso ser nacionalista pelos outros", o que envolveria impedir o avanço de todas as

3. ENTENDENDO COMO PENSA BOLSONARO

forças entendidas como supranacionais, ou seja, os "globalismos". Para ele, as maiores ameaças encontram-se ou encontravam-se no comunismo, no islamismo radical, em impérios como a China, mas também na própria democracia, no capitalismo e até mesmo nos direitos humanos. Todas as ameaças deveriam ser combatidas porque interferiam diretamente na soberania das pessoas, já que cidadãos sozinhos não seriam capazes de impedir o avanço dessas entidades supranacionais (p. 202).

Na visão Tradicionalista de Bannon, primeiro era preciso *"desagregar, para depois destruir"*. Essa era a estratégia, a dinâmica do processo a ser seguida. Conforme pontua Teitelbaum: "A harmonia está nos cacos espalhados pelo chão. [...] Isso equivale a perseguir o colapso — o desmonte dos 'Estados administrativos' inchados [...]. Uma maneira de fazer isso é começar pelo topo, colocando pessoas em posições de poder que sejam hostis às instituições às quais elas mesmas servem, que trabalharão para impedir o funcionamento normal da própria instituição" (pp. 105-6).

Para Bannon, muitas instituições precisavam ser revitalizadas, ou, se não fosse possível, deveriam ser extirpadas. "Eu quero derrubar e destruir todas as instituições de hoje", confessou para Teitelbaum (p. 103). Mas isso não era uma tarefa tão simples, ainda mais em países com histórico democrático, como os Estados Unidos. De qualquer forma, sua estratégia foi se esforçar para operar o desmonte das agências governamentais estadunidenses, assim como tentar a desintegração da União Europeia, que havia começado com o Brexit. O colapso deveria ser perseguido, ou melhor, produzido deliberadamente. E a maneira mais simples e rápida para o desmonte era começar pelo topo, indicando, para a direção das instituições, pessoas que fossem hostis às organizações que presidissem, e que iriam trabalhar para que a própria instituição funcionasse de forma insatisfatória.

Nos Estados Unidos, Trump nomeou Betsy DeVos para a Secretaria de Educação, a qual, apenas alguns meses antes, havia recomendado que as escolas públicas de Detroit, capital do estado de Michigan, fossem substituídas por um sistema de *vouchers*, através dos quais os alunos poderiam pagar uma escola particular. Seu viés era carregado de influência cristã, e ela defendia também o ensino religioso nas escolas.

Outro exemplo gritante foi a nomeação de Scott Pruitt para a chefia da Agência de Proteção Ambiental dos Estados Unidos. Pruitt era o melhor nome a ser indicado caso o objetivo fosse a desconstrução daquela agência, já que, como procurador-geral do estado de Oklahoma, ele processara 13 vezes aquela instituição que viria a comandar.

Nem mesmo o Departamento de Estado passou ileso. Trump nomeou Rex Tillerson como secretário da pasta. Tillerson congelou as contratações e ofereceu um bônus para muitos de seus funcionários, em troca de uma aposentadoria de até um ano.

Como pontua Teitelbaum: "Eram *kamikazes* ocupando cargos de liderança — cada qual visivelmente se esforçando para minar o feudo que presidia, todos contribuindo para a desconstrução mais ampla do Estado administrativo" (p. 108). Apesar disso, muitos tiveram mandatos breves, já que Trump praticava, por si só, uma política de combate e desacordo.

Ainda para a visão Tradicionalista, conforme a ordem social se desintegra, aumentam a violência e a destruição. A violência seria, para os Tradicionalistas, um mal que viria para o bem, e abriria o caminho para a renovação social e espiritual. Ao mesmo tempo em que ela seria portadora de dor e sofrimento, ela carregaria consigo as promessas de salvação.

Teitelbaum analisa brilhantemente a relação do *slogan* da campanha de Trump, *Make America Great Again* (Fazer a América grandiosa outra vez) com o suposto tempo "perfeito" que havia sido perdido no passado. A frase implicava uma "vontade de renascimento nacional", que diretamente expressava o tempo presente já como um período de declínio. Ainda para Teitelbaum, a tentativa do *slogan* seria de recuperar uma "eternidade". Uma eternidade ideal que deveria ser perseguida pelo líder para entregar aos estadunidenses como presente. E para que tal eternidade fosse alcançada, Trump deveria atuar como o "destruidor". E foi o que ele fez. Em seus primeiros dias como presidente, Trump assinou diversas Ordens Executivas, que são declarações do presidente e têm força de lei. A primeira Ordem Executiva tentava desmantelar a reforma do Sistema de Saúde implementada por seu antecessor, Barack Obama, deixando os estadunidenses, de novo, à mercê de si próprios.

Era a visão Tradicionalista de tempo cíclico que estava por trás de Trump. O discurso e o pensamento de Bolsonaro, que parecem

3. ENTENDENDO COMO PENSA BOLSONARO

estar alinhados com essa visão, seguem a mesma toada: o objetivo seria recuperar o tempo glorioso que, para ele, é o tempo da Ditadura Militar brasileira, mesmo sem ter uma clara estratégia.

Trata-se de um passado idealizado, que precisaria ser revivido. Mas que passado? Um passado que nunca existiu. Um passado em que "homem é homem", "mulher é mulher", "homem casa com mulher", "menino veste azul", "menina veste rosa", "as crianças respeitam os adultos", "não há violência", "todos sabem seu lugar", "todos são patriotas", enfim, uma idealização baseada em seus critérios ideológicos.

E para que se operasse a destruição do presente e a volta ao passado, eram necessários líderes que realizassem tal tarefa, através de ações ou omissões, de uma verdadeira política da morte.

Bolsonaro era o aliado de Trump na visão de reconstruir uma base conservadora e tradicional mundial. Esse elo era visível na forma como Brasil e EUA começaram a tratar pautas, tais como direito das mulheres, racismo, violência policial, e até mesmo a democracia. A aliança enfraqueceu o Brasil internacionalmente, já que os Estados Unidos eram o único ponto de apoio do Brasil, mas o golpe na parceria veio com a derrota de Trump para Joe Biden, em novembro de 2020, em sua tentativa de reeleição.

O que Trump entregou como legado foi o registro, em seu último dia de mandato, de um vergonhoso recorde. Segundo a Universidade John Hopkins, que rastreava e computava os dados da pandemia, até a noite de 20 de janeiro de 2021, 405.400 pessoas haviam perdido a vida pela covid-19, superando o total de mortes da Segunda Guerra Mundial.[16]

O Brasil foi um dos últimos a reconhecer a vitória de Joe Biden, tratando aquela eleição como "fraude". A vitória de Biden, apesar de não ser a causa, ajudou na exoneração do então ministro das Relações Exteriores, Ernesto Araújo, uma vez que a correlação de forças mudara.

A tropa ideológica

Assim como Trump tinha em sua equipe pessoas com o objetivo de defender e implantar uma ideologia, o mesmo acontecia com Bolsonaro.

O presidente brasileiro não mediu esforços para concretizar sua meta de atacar instituições de proteção às minorias, ao meio ambiente, aos indígenas, aos estudantes, aos mais necessitados. Observou-se no Brasil o mesmo tipo de ataque ocorrido nos Estados Unidos, visando desintegrar as instituições.

Os maiores expoentes dessa vertente ideológica podem ser encontrados nas figuras de Abraham Weintraub, Ernesto Araújo e Ricardo Salles, ex-ministros da Educação, das Relações Exteriores e do Meio Ambiente, respectivamente, além do presidente do Instituto Zumbi dos Palmares, Sérgio Camargo. Ernesto seria, no entanto, o aluno mais "aplicado" da ideologia Tradicionalista.

Abraham Weintraub passou 14 meses no governo, deixando o cargo em junho de 2020. Foi o suficiente, contudo, para envolver-se em inúmeras polêmicas. Uma de suas primeiras ações foi promover um verdadeiro sucateamento das universidades federais, taxadas por ele de "esquerdistas".

Durante uma reunião ministerial, chamou os ministros do STF de vagabundos. Acostumado a semear discórdia pelas redes sociais e discutir com usuários das plataformas, principalmente os de esquerda, foi durante a pandemia que seus ataques se intensificaram, mirando a China. Fazendo piadas de extremo mau gosto e estereotipadas, relativas ao suposto sotaque asiático, ele entrou em rota de colisão com o corpo diplomático chinês e acabou acusado de racismo. O ex-ministro conseguiu se indispor ainda com a comunidade judaica quando comparou uma operação da Polícia Federal como parte do inquérito que investigava *fake news* à "Noite dos Cristais" nazista. Esse episódio, de 1938, refere-se à noite em que judeus foram perseguidos e enviados a campos de concentração.

A passagem de Weintraub pelo Ministério da Educação, como se vê, foi rápida, desastrosa e sem avanços para uma área que deveria ser prioridade. Tudo em nome da defesa de uma ideologia. Para escapar dos inquéritos contra ele, Bolsonaro o premiou com uma vaga no Banco Mundial. Em janeiro de 2022, no entanto, o ex-ministro voltou aos holofotes, quando entrou em rota de colisão com a família Bolsonaro. Sua intenção de candidatar-se ao governo do estado de São Paulo não agradou ao presidente que intentava indicar para a disputa

3. ENTENDENDO COMO PENSA BOLSONARO

Tarcísio de Freitas, ministro da Infraestrutura. A troca de farpas entre Weintraub e bolsonaristas se deu, como sempre, pelas redes sociais.

A respeito de Ernesto Araújo, como bem pontuou o jornalista Jamil Chade, o então ministro usou a diplomacia brasileira "como instrumento para promover uma ideologia, deixando em segundo plano os esforços nacionais e internacionais para combater o vírus da covid-19". Ele ainda afirma: "Desde a hesitação em fazer parte da coalizão internacional por vacinas, a ausência do Brasil em esforços internacionais e medidas deliberadas para colocar a política e a ideologia acima da questão de saúde, a diplomacia nacional foi uma peça fundamental no fracasso da resposta nacional à crise sanitária".[17] Sua gestão foi fortemente marcada pela recusa de qualquer aproximação com a China, exercida por repetidas críticas àquele país. Luiz Henrique Mandetta revelou que, enquanto era ministro da Saúde, tentou contato com a embaixada da China em Brasília para aproximação, mas todas as tentativas foram minadas pelo Ministério das Relações Exteriores.

Já sobre Ricardo Salles, ex-ministro do Meio Ambiente, as acusações foram ainda mais graves. Em abril de 2021, o ex-superintendente da Polícia Federal no Amazonas, Alexandre Saraiva, impetrou uma ação-crime contra Salles no STF, pedindo que sua conduta fosse investigada "por atrapalhar as medidas de fiscalização ambiental e por patrocinar interesses privados, legitimou a ação dos criminosos".[18] O mesmo Salles que discutia a legalização do garimpo em áreas protegidas e que defendeu que a madeira apreendida deveria ser vendida. Suas intenções já haviam sido escancaradas em uma reunião de ministros em abril de 2020, quando afirmou que, dada a atenção da sociedade voltada para a pandemia, era a oportunidade de "ir passando a boiada e mudando todo o regramento e simplificando normas".

Tempos depois, Salles foi alvo de uma Operação denominada "Akuanduba", autorizada pelo ministro do STF, Alexandre de Moraes. Tal operação fora iniciada a partir de denúncias da embaixada dos EUA no Brasil, e a suspeita era de ligação criminosa e contrabando de madeira. O Coaf (Conselho de Controle de Atividades Financeiras) registrou uma "movimentação financeira extremamente atípica" envolvendo o escritório de advocacia do qual o ministro era sócio. O documento citava uma movimentação de mais de R$ 14 milhões de 2012 até junho de 2021. O Coaf também apontou como suspeita uma transação financeira ocorrida entre outubro de 2019 e abril de 2020 de R$ 1,8 milhão. "Suspeita-se da incompatibilidade entre o volume transacionado a crédito no período e o faturamento médio mensal de cadastro, aparentemente, indicando movimentação de recursos não declarados", apontava o relatório do Coaf.[19]

Salles foi um aluno muito aplicado e leal à causa bolsonarista. Um estudo do Inesc (Instituto de Estudos Socioeconômicos) apurou que Salles editou 124 atos de risco à política ambiental[20], com medidas voltadas, por exemplo, "a enfraquecer a estrutura do Instituto Chico Mendes de Conservação da Biodiversidade (ICMBio)", que era responsável por gerir as unidades de conservação do Brasil.

Entretanto, apesar da exoneração de Salles, o novo ministro que assumiu a pasta em seu lugar também parecia ter os mesmos vícios de seu antecessor. Joaquim Álvaro Pereira Leite integra uma família tradicional de fazendeiros de café do estado de São Paulo que pleiteava uma fração de Terra Indígena Jaraguá, no mesmo estado. Um documento da Funai (Fundação Nacional do Índio) de 2013 apontava que capatazes da sua família haviam destruído a casa de uma família indígena, visando à expulsão do território reclamado[21]. No entanto, no governo Bolsonaro, o próprio presidente da Funai, Marcelo Xarai, sempre se disse a favor do garimpo nas terras indígenas.

Em 2021, o ataque ao meio ambiente continuou através da omissão. Apesar da alta no desmatamento no Brasil naquele ano, o Ibama (Instituto Brasileiro do Meio Ambiente e dos Recursos Naturais Renováveis) aplicou menos multas e utilizou apenas 41% da verba empenhada para fiscalizações, de acordo com dados do Observatório do Clima.

Já a respeito de Sérgio Camargo, presidente da Fundação Cultural Palmares[22], basta afirmar que ele se autodefine como um "negro de direita, antivitimista, inimigo do politicamente correto e livre", e que por várias vezes se posicionou, principalmente nas plataformas de interação social, contra a promoção da cultura afro-brasileira — mesmo que este fosse o objetivo da fundação que presidia —, chegando a afirmar que o movimento negro seria uma "escória maldita formada por vagabundos" e que Zumbi dos Palmares seria um "falso herói".

3. ENTENDENDO COMO PENSA BOLSONARO

Camargo também se posicionou a favor de mudar o nome da Fundação para "Princesa Isabel" — a signatária da lei que aboliu a escravidão no Brasil em 1888 —, ou "André Rebouças", engenheiro negro e um dos líderes do movimento abolicionista. Para ele, enquanto Zumbi seria "um ícone da militância vitimista", a Princesa Isabel e André Rebouças seriam "nomes que dão orgulho a todos os brasileiros".[23]

Em seu mandato, ele sofreu uma ação do MPT-DF (Ministério Público do Trabalho do Distrito Federal) por denúncias de assédio moral, perseguição ideológica e discriminação contra funcionários.[24]

E não se pode deixar de contemplar também a tentativa de sucateamento do próprio Ministério da Saúde na época da pandemia, principalmente no tocante à capacidade de vacinação que historicamente o Brasil desenvolveu e sempre obteve sucesso, além das históricas campanhas de vacinação contra a tuberculose, a febre amarela, a H1N1 — esta última que, em 2010, vacinou 88 milhões de brasileiros em apenas três meses, o equivalente a 45% da população.[25]

Como resultado do desmantelamento das instituições, Bolsonaro encerrava seu terceiro ano de mandato com o saldo de 625.000 mortes; uma aprovação de seu governo que caiu de 50% para apenas cerca de 20%; e com 26% dos brasileiros que declaravam ter dificuldade de alimentar suas famílias.

A tropa ideológica de Bolsonaro, que tantos estragos promoveu ao longo do governo, acabou finalmente perdendo espaço com a aproximação do presidente com os partidos conhecidos como "Centrão". Filiado ao Partido Liberal (PL) em novembro de 2021, Bolsonaro teve de — ou quis — enfraquecer sua tropa ideológica; desde então vinha tentando reforçar um discurso voltado ao eleitorado mais conservador, com olhos em sua reeleição.

Darwinismo social

Bolsonaro realizou uma verdadeira campanha pela liberdade do brasileiro de não se vacinar. Em dezembro de 2020, afirmou que o brasileiro deveria enfrentar o vírus com suas próprias forças e que o Brasil precisava "deixar de ser um país de maricas"; afinal, provavelmente não haveria vacina para todos. Em janeiro de 2021, declarava que estávamos vivendo o finalzinho da pandemia, enquanto, dias após, o Brasil vivenciava o colapso do sistema de saúde em Manaus e via a segunda onda se instalar. Em março, alfinetava: "Nós temos que enfrentar os nossos problemas, chega de frescura e de mimimi. Vão ficar chorando até quando? Temos de enfrentar os problemas". Tais frases e comportamento suscitam uma suspeita de que Bolsonaro — consciente ou não — pudesse ser um adepto da corrente ideológica do darwinismo social. Tal corrente visava aplicar, de certa forma, as leis da teoria da seleção natural de Charles Darwin nas sociedades humanas. E esse pensamento nada teria de contraditório com a vertente Tradicionalista — eles se complementariam. No tempo do fim, os mais aptos, aqueles que sobrevivessem ao caos, seriam os responsáveis por criar um "novo mundo".

"Primeiro desagregar, para depois destruir", diria Steve Bannon. E essa era a lógica. A idade sombria prenunciava o tempo da regeneração.[26]

Considerando que os seres humanos seriam, por natureza, desiguais — na medida em que teriam diferentes capacidades inatas —, Bolsonaro apregoava que os mais fortes iriam sobreviver. Mas numa sociedade desigual como a brasileira, ser mais forte significava ser mais rico, branco, e provavelmente do sexo masculino. Essas frases, apesar de curtas, seriam capazes de sintetizar o pensamento de Bolsonaro. Ele não estava longe das ideias eugênicas e racistas para justificar essa diferença em nível biológico. A "luta natural" pela vida nada teria de "natural" se o governo não ajudasse os desfavorecidos, os mais vulneráveis. Um presidente com esse tipo de pensamento impactaria a vida de milhões de pessoas, ainda mais em um período como o da pandemia.

4.

O FAZER MORRER

"Ô, ô, ô, cara. Eu não sou coveiro, tá?"

Jair Bolsonaro (20/4/2020).

Para o filósofo francês Michel Foucault,[27] em sua análise sobre as sociedades e os tipos de poder, a expressão máxima da soberania e do soberano era poder decidir quem podia viver e quem devia morrer. Para Foucault, tal tipo de poder havia sido suplantado pelo poder disciplinar e depois pelo biopoder, o qual, através de novas técnicas e do desenvolvimento das ciências médicas e biológicas, operava uma inversão na questão do tratamento da vida: *fazer viver e deixar morrer*. O filósofo Achille Mbembe[28] ampliava a definição de Foucault, atualizando-a para o tempo do colonialismo. "[...] a noção de biopoder é insuficiente para dar conta das formas contemporâneas de submissão da vida ao poder da morte." Para ele, somente com a adoção da noção de necropolítica e de necropoder é que se pode

> dar conta das várias maneiras pelas quais, em nosso mundo contemporâneo, as armas de fogo são dispostas com o objetivo de provocar a destruição máxima de pessoas e criar "mundos de morte", formas únicas e novas de existência social nas quais vastas populações são submetidas a condições de vida que lhes conferem o estatuto de "mortos-vivos" [...] (p. 38).

Ainda segundo Mbembe, no necropoder, a soberania passava a ser, através de uma política, a necropolítica, "a capacidade de definir quem importa e quem não importa, quem é 'descartável' e quem não é" (p. 20).

Mbembe mostrou que é o poder da morte, o *fazer morrer* — e não o da vida, o *fazer viver* — que deve ser encontrado nas colônias. E utilizamos sua definição para lidar com a realidade brasileira.

O *fazer morrer* do soberano, na pandemia, implicou um movimento ativo, uma política de atos deliberados, como o impedimento de socorro financeiro e ajuda aos estados e municípios no combate à pandemia. Verbas aprovadas mas contingenciadas foram uma constante. As "armas de fogo" foram substituídas pelo poder das finanças, que também é um ativo bélico, como demonstraram Alliez & Lazzarato, em *Guerras e Capital*,[29] e, como tal, capaz de grandes danos à população. A ação através da omissão, no caso a omissão do socorro financeiro, em uma época de guerra como a da pandemia, foi capaz de matar. Bolsonaro tinha R$ 604,7 milhões autorizados para o enfrentamento direto dos efeitos da pandemia em 2020, mas deixou de investir R$ 80,7 milhões, equivalentes a consideráveis 13,3% da verba.[30] [31] Em março de 2021, o mesmo Governo Federal cortava em 72% a verba destinada à manutenção de leitos de UTI (Unidade de Terapia Intensiva) nos estados.[32]

Essa forma deliberada de *fazer morrer* ficou tão evidente para órgãos internacionais que a Anistia Internacional declarava, através de sua diretora executiva no Brasil, Jurema Werneck, em abril de 2021, que a gestão de Bolsonaro no combate à pandemia era, além de omissa, "uma ameaça à saúde pública e às garantias fundamentais". "O Brasil se colocou conscientemente a favor dos retrocessos — o que se traduziu nessa montanha de mortos que está sob os pés do governo federal", afirmava ela, para quem o Brasil dispunha de ferramentas sólidas, tais como o SUS, para enfrentar a pandemia. No entanto, a opção foi não cumprir com suas responsabilidades como governo, e, predispondo da crise, Bolsonaro aproveitou para fragilizar os direitos humanos, principalmente das minorias. Ainda para Werneck, houve uma decisão deliberada de "passar a boiada no aprofundamento das desigualdades históricas, no fortalecimento de seguidores do racismo e da supremacia branca, no silenciamento de jornalistas, na criminalização de organizações e movimentos sociais, em todo o negacionismo e negligência quanto à pandemia", destacando também que, devido à inação do Poder Executivo, a Apib (Articulação dos Povos Indígenas do Brasil) teve que recorrer ao STF visando garantir medidas de proteção às comunidades indígenas.[33]

É com o conhecimento e esclarecimento desses pressupostos que podemos seguir adiante.

4. O FAZER MORRER

A população indígena

A despeito de todas as críticas que se possa fazer com relação à CPI e seu relator, o senador Renan Calheiros (MDB-AL), a investigação prestou um grande serviço à população brasileira. Como pontuou o senador Fabiano Contarato (Rede-ES), a CPI foi "mostrando o Brasil ao Brasil", revelando, através de fatos verídicos, que o governo de Jair Bolsonaro cometeu, deliberadamente, crimes contra a humanidade.

Um dos capítulos de maior relevância da CPI consiste no levantamento e exposição de tudo o que foi feito para/contra os povos indígenas, cuja população, apesar de não passar de 1 milhão, carrega uma cultura popular única que precisa ser respeitada e preservada.

Os ataques aos indígenas e às suas terras foram uma constante para o presidente Jair Bolsonaro, que sempre mostrou o seu desapreço por essa população, mesmo antes de chegar à presidência. Ainda como deputado federal, em 1998, Bolsonaro recomendava na tribuna da Câmara "demarcar as terras indígenas em tamanho compatível com a população". E acrescentava: "As riquezas naturais nas mãos de quem não sabe ou não as quer esperar constitui permanente perigo para quem as possui". E mais: "Apresentei projeto legislativo para tornar a reserva ianomami sem efeito".[34] Em 2015, também como deputado federal, o mesmo Bolsonaro afirmava que "os índios não falam nossa língua, não têm dinheiro, não têm cultura", além de apregoar que as reservas indígenas eram um "crime" contra o Brasil.[35]

Os discursos contra os povos indígenas e suas terras continuaram após a sua eleição como presidente. Como investigou a CPI, depois da eleição, mas ainda não empossado, Bolsonaro, criticando a demarcação das terras, comparou os indígenas a "animais em zoológicos". Um mês antes de sua posse no Planalto, em dezembro de 2018, Bolsonaro discursou: "Não vou mais admitir o Ibama [Instituto Brasileiro do Meio Ambiente e dos Recursos Naturais Renováveis] sair multando a torto e a direito por aí, bem como O ICMbio [Instituto Chico Mendes de Conservação da Biodiversidade]. Essa festa vai acabar". Vale lembrar que o próprio Bolsonaro foi multado por pesca ilegal. E continuou: "Nosso projeto para o índio é fazê-lo igual a nós.

Eles têm as mesmas necessidades que nós. O índio quer médico, dentista, televisão, internet".

Os ataques voltaram já no segundo dia de seu mandato, quando chamou as terras indígenas de "lugares isolados do Brasil de verdade", prometendo "integrar esses cidadãos".[36] Um pouco antes da pandemia, em janeiro de 2020, em uma transmissão *on-line*, ao discursar sobre a criação do Conselho da Amazônia (que supostamente deveria ser responsável pela "proteção, defesa e desenvolvimento sustentável da Amazônia"), Bolsonaro dizia que "cada vez mais, o índio é um ser humano igual a nós".[37]

Mas o discurso contra os indígenas não partia apenas do presidente. O então ministro da Educação, Abraham Weintraub, em reunião de ministros do dia 22 de abril de 2020, fez a seguinte afirmação: "Odeio o termo 'povos indígenas', odeio esse termo. Odeio. 'Povos ciganos'... Só tem um povo neste país. Quer, quer. Não quer, sai de ré. É povo brasileiro, só tem um povo. Pode ser preto, pode ser branco, pode ser japonês, pode ser descendente de índio, mas tem que ser brasileiro, pô! Acabar com esse negócio de povos e privilégios".[38]

Pelos aspectos acima expostos, é necessário salientar que, quando a pandemia foi declarada, um ano após o início do governo Bolsonaro, os povos indígenas no Brasil já estavam enfraquecidos.[39] Suas terras sofriam constantes ataques ou eram invadidas, pois a fiscalização era afrouxada,[40] ou mesmo os próprios mecanismos e institutos, que deveriam ser de proteção aos indígenas, tornavam-se a favor do garimpo, do desmatamento e da extinção das terras indígenas, além das normas que protegiam suas terras estarem sempre ameaçadas de ser revogadas. O Ministério do Meio Ambiente e a própria Funai foram entregues a gestores cujo compromisso único era com a exploração econômica por agentes externos das terras demarcadas e da Amazônia, mediante legalização das atividades extrativistas como a mineração e também via arrendamento das terras.

Por isso, as declarações de Bolsonaro e sua equipe não podem ser entendidas como mera liberdade de expressão, e estão bem distantes de serem consideradas frases inocentes. Ao tentar "equiparar" os indígenas com "nós", os "seres humanos", Bolsonaro coloca

4. O FAZER MORRER

a população indígena brasileira em papel de inferioridade, como seres primitivos, despertando, em seu eleitorado, o mesmo discurso de ódio e de preconceito. A figura do europeu, macho, branco, de olhos claros — como o presidente Bolsonaro — seria responsável pela cultura e costumes "melhores" e, por isso, deveria colonizar os povos que ainda não o eram. Desprezam o fato de que os povos indígenas e seus anciãos são responsáveis por carregar a memória da língua, das tradições, dos costumes, um verdadeiro patrimônio imaterial que está sendo destruído com a morte de muitos pela covid-19 e pela falta de proteção às suas terras. Como pontua o relatório da CPI depois de citar as mortes de anciãos de vários povos indígenas: "A perda de referências e lideranças, somada à restrição dos rituais coletivos e do contato intergrupal e intergeracional, agrava as ameaças à reprodução cultural dos indígenas". (p. 621).

E o relatório continua:

> Ainda que o governo brasileiro tenha agido para promover a imunidade de rebanho por contágio, *tudo indica que as mortes ocorridas na população em geral tenham sido consideradas como um ônus aceitável para preservar a economia, mas não como um objetivo em si*. Por outro lado, no caso dos indígenas, *o vírus se apresentou como oportunidade para intensificar uma ofensiva multifatorial que já estava em curso*, patrocinada pela atual gestão. O estímulo à presença de intrusos nas terras indígenas e a negligência deliberada do governo federal em proteger e assistir os povos originários foram aliados do vírus, produzindo efeitos combinados. (p. 572, grifos meus).

As palavras são bem empregadas: "O vírus se apresentou como uma oportunidade para intensificar uma ofensiva multifatorial que já estava em curso". Em outras palavras, o vírus foi utilizado como arma de guerra pela Presidência para acelerar o processo, que já havia iniciado, de supressão dos povos indígenas.

E a responsabilidade principal cabe ao mandatário do Executivo:

> Numa administração onde, notoriamente, um manda e outros obedecem, fica nítido o nexo causal entre o anti-indigenismo do mandatário maior e os danos sofridos pelos povos originários, ainda que não tenha ele assassinado diretamente pessoa alguma. Deixando o vírus agir, propagando a segurança ilusória de um tratamento precoce, instigando invasores e recusando-se a proteger, produziu morte e sofrimento à distância. O acossamento constante e a negligência

proposital, associados à pandemia, foram piores do que as armas. (p. 579-580).

E o relatório prossegue: "*Longe de ser mero partícipe, o Presidente da República é o principal artífice das violações contra os indígenas, liderando ativamente esse processo*". (p. 643, grifo meu).

Assim, as ações contra os povos indígenas durante a pandemia agravaram uma situação anterior, que era, de certa forma, "apenas" de omissão. Sobre isso a CPI conclui:

> Não há disfarce suficiente para encobrir a disposição confessa do Presidente da República de atingir os indígenas. [...], o discurso de ódio e o assédio constante revelam a sanha hostil contra os indígenas [...]. Esse propósito foi traduzido em atos e omissões, das quais uma das mais repulsivas foi a rejeição ao fornecimento de água. (p. 612)[41]

Crimes contra a humanidade

A Conselheira Especial das Nações Unidas para a Prevenção do Genocídio, Alice Wairimu Nderitu, pontuou com clareza que "não há um único genocídio que não tenha sido precedido por discurso de ódio".[42]

A discussão sobre como o governo brasileiro lidou com os povos indígenas na pandemia da covid-19 levantou o debate se poderia ser enquadrado como genocídio ou crimes contra a humanidade. O relatório final da CPI bem adentra a esse debate.

Levando-se em conta que os indígenas representam uma pequena parcela da população e, consequentemente, diluídos em mais de 600 mil óbitos pela covid no país, a morte de indígenas parece representar pouco na estatística.[43] Mesmo assim, a CPI concluiu que: "*Há elementos que sustentam a plausibilidade da ocorrência de crimes contra a humanidade contra os povos indígenas, em sentido estritamente jurídico, e não retórico*". (grifo meu, pp. 581-2).

O relatório destaca que, apesar de haver uma certa semelhança entre o genocídio e os crimes contra a humanidade, a diferença principal reside no fato de o primeiro poder "cobrir atos isolados, ou episódicos, enquanto os crimes contra a humanidade ocorrem no

4. O FAZER MORRER

contexto de um ataque generalizado ou sistemático contra uma população civil, ou contra uma parte específica da população". (p. 585).

Por isso, apesar de o relatório concordar que a definição de genocídio possa ser utilizada, prefere adotar a defesa de "crimes contra a humanidade" pela forma sistemática com que o governo atacou, expôs e perseguiu os povos indígenas na pandemia — um anti-indigenismo declarado.

> Podemos começar a vislumbrar a maior pertinência do enquadramento de crimes contra a humanidade se considerarmos que a população inteira foi deliberadamente submetida aos efeitos da pandemia, com a intenção de atingir a imunidade de rebanho por contágio e poupar a economia, o que configura um ataque generalizado e sistemático no qual o governo tentou, conscientemente, espalhar a doença. Dentro desse contexto mais abrangente, *o governo federal encontrou no vírus um aliado para atingir os indígenas, intencionalmente submetendo esses povos a condições que propiciem o seu desaparecimento enquanto comunidades culturalmente distintas.* É um ataque sistemático, com dolo específico dirigido contra um grupo étnico, dentro do crime mais amplo que foi praticado, com dolo eventual, contra parte inespecífica da população. (p. 586, grifo meu).

Tais crimes, como apontou o relatório, podem se consumar de diversas formas, sendo, no caso da pandemia, não somente com a eliminação dos povos indígenas ou com a morte de grande parcela daquela população, *"mas também com a prática das condutas prejudiciais à sua existência ou com a inércia em agir quando existe o dever jurídico de proteger, estando presente o intuito de destruí-lo"* (p. 586). E prossegue o relatório afirmando que, para serem considerados crimes, não é necessário nem mesmo que haja uma morte, sendo suficiente a conduta "de ofender a integridade física ou mental, ou submeter o grupo a condições que possam produzir esse resultado, ou ainda privar o grupo de direitos fundamentais ou do acesso a bens essenciais à vida" (p. 586-7).[44]

O governo, através da negligência da compra de vacinas e da propagação de notícias falsas sobre o tratamento precoce preconizou o atingimento da chamada "imunidade de rebanho por contágio", sendo indiferente ao número de mortes que, se não se pode dizer que foi desejado, ao menos foi aceito como uma espécie de "dano colateral" com o intuito de "salvar" a economia. Com relação aos indígenas, o relatório aponta que: "O governo agiu de modo a agravar esse risco, retirando deles, por conveniência, até o direito à água" (p. 593). E que também: "O impacto da Covid-19 sobre os povos originários foi grave e desproporcional, tendo sido deliberadamente ampliado" (p. 587).

A intenção criminosa, o dolo, com relação aos indígenas em especial, ocorreu, como o relatório mostrou, no governo Bolsonaro antes mesmo de sua posse, e continuou na pandemia, a qual deu a oportunidade de intensificar os ataques. Como exemplo, podem-se listar as declarações do presidente e de alguns de seus ministros de total desprezo pela cultura indígena e sua importância para o país e o mundo através de vários fatores: a vontade criminosa de querer entregar parte ou totalidade das terras demarcadas à exploração e ao extrativismo; a relutância em cumprir ordens judiciais que protegiam os indígenas; a propagação de notícias falsas com relação às vacinas (cf. p. 611).

Como a CPI apurou, houve relatos de muitos casos por agentes de saúde de que os indígenas teriam recusado a vacina em razão das notícias inverídicas propagadas, tais como: seriam transformados em jacarés ou homossexuais, teriam *chips* implantados, e também declarações de muitos missionários protestantes que teriam dito que "a vacina não é de Deus". (pp. 624-5).[45]

Faz-se necessário ressaltar que a pandemia atingiu os povos indígenas já em condições desfavoráveis,[46] encontrando, assim, a arma que faltava para o massacre desejado.

> [...] a CPI reconhece que *a vulnerabilidade dos povos indígenas foi exacerbada antes mesmo da chegada da Covid-19 por uma campanha de perseguição [...] e que as investidas contra os indígenas, nas searas jurídica e legislativa, bem como sob a forma de apoio político à intrusão, continuaram paralelamente à pandemia.* (p. 641, grifo meu)

A política anti-indigenista do Governo Federal, antes e durante a pandemia, contribuiu para a destruição parcial ou total de certos grupos, além do esvanecimento de importantes membros que eram referência cultural — muitos dos quais anciões das tribos. A CPI, através dos documentos e informações de que dispôs, afirmou haver *"um nexo causal nítido entre as ações e omissões do governo federal e os prejuízos sofridos pelos indígenas".* (p. 641, grifo meu).

4. O FAZER MORRER

> [...] houve, por parte do Governo Federal, em especial por parte do Presidente da República e do Ministro da Saúde, um *ataque dirigido* contra a população indígena, através de uma política de Estado de adoção de *medidas concretas e de omissões deliberadas* [...]; há indícios probatórios razoáveis para crer que esse *ataque deliberado contra a população civil foi generalizado*, na medida em que atingiu vários grupos e comunidades indígenas, indiscriminadamente, como foi *implementado de forma sistemática*, obedecendo a um planejamento deliberado, reiterado e executado de forma uniforme [...]. (p. 640, grifos meus).

O relatório final, citando o renomado jurista brasileiro Miguel Reale Júnior, aponta que o Estatuto de Roma, o tratado que estabeleceu a Corte Penal Internacional, com relação à "teoria do controle sobre o crime", adota que:

> É autor quem detém o controle sobre a execução do crime. *Autor é quem decide quando, como, e se o crime será cometido*. O Estatuto é, seguramente, o primeiro instrumento internacional a reconhecer e tipificar a chamada "autoria indireta", ou "autoria mediata", [...] que reconhece como *autor principal aquele que pratica as condutas delituosas através de outras pessoas, utilizando-se para tanto de seu poder sobre estruturas organizadas e hierarquizadas nas quais suas ordens são cumpridas automaticamente por subordinados* que, em geral, obedecem como instrumentos fungíveis na consecução das condutas objetivas do ato delituoso. O "autor por detrás do autor", emprega seu conhecimento e seu poder de mando para ver o crime realizado através dos autores imediatos, ou executores diretos. (p. 644, grifos meus).

Fato é que o governo brasileiro, sob o comando de Jair Bolsonaro, sempre adotando o lema "um manda, o outro obedece", o que vale para ações ou omissões, permitiu a morte de centenas de indígenas, e a questão se deve ser considerado genocídio ou crimes contra a humanidade é simplesmente de semântica, de nomenclatura. A responsabilidade da autoria dos crimes deve, pois, incidir sobre o mandatário do Executivo, o personagem-chave da pandemia no Brasil.

O impacto da covid-19 na população indígena e também na região Norte do país, como se verá na sequência, reforça a tese de que a covid, mais que uma pandemia, pode ser considerada uma sindemia. O termo é um neologismo, criado a partir das junções das palavras sinergia e pandemia. A sindemia se dá com a combinação entre problemas de saúde e as condições socioeconômicas e de minorias étnicas ou populações mais vulneráveis.

Entende-se, assim, que a covid-19, mais do que uma pandemia, é uma sindemia, pois o perfil dos mortos e infectados não é aleatório, variando conforme as condições socioeconômicas. A CPI usou esse conceito para referir-se aos impactos causados pela covid em comunidades menos favorecidas e grupos raciais e étnicos, como negros e indígenas. A saber: *"Numa sindemia, a desigualdade se torna uma comorbidade, pois a insegurança alimentar, a falta de condições dignas de moradia e de acesso ao saneamento faz com que essas pessoas fiquem mais suscetíveis ao contágio"*. (p. 647).

O colapso em Manaus

Um estudo de seis cientistas brasileiros afirma que a falta de medidas de confinamento e de controle do fluxo de pessoas também foi responsável por fazer do Brasil, juntamente com a África do Sul, um polo de mutação do coronavírus.[47] Segundo o estudo, "mutações virais são eventos probabilísticos devido à transmissão aleatória de um vírus entre pessoas infectadas. A carga viral é variável e depende de fatores como o curso de infecção e imunidade do hospedeiro. Alguns indivíduos são 'super- espalhadores', o que significa que as variáveis comportamentais e ambientais são relevantes para a infecciosidade, aumentando o sucesso da transmissão".

Com cidades populosas e sem medidas de controle total para impedir ou diminuir o fluxo de pessoas, há um aumento da circulação viral. Com a possibilidade de se multiplicar facilmente, o vírus tinha maior facilidade para se mutar.

Sendo a covid-19 uma doença que se alimenta de encontros e contatos entre humanos, podemos apontar ao menos quatro pontos que antecederam a tormenta. Em novembro de 2020, ocorreram no Brasil as eleições municipais e os candidatos saíram às ruas em busca de votos; as festas de final de ano sem restrições de circulação; as férias no hemisfério sul, coincidindo com período de viagens; além do verão com praias e piscinas lotadas.

Assim, a desastrosa política de enfrentamento da pandemia adotada pelos governos federal, estadual e municipal fez do Brasil o celeiro de novas variantes. Em Manaus foi detectada a P.1, cerca de dez vezes mais transmissível, e também mais letal, posteriormente denominada *Gama*.

Na capital do Amazonas, o Brasil assistiria ao seu capítulo mais letal da pandemia, cuja imagem de cemitério com centenas de valas escavadas para enterrar os mortos se tornaria o símbolo negativo da covid-19 no Brasil.

O Brasil tomou conhecimento do que ocorria em Manaus em janeiro de 2021. O cenário era de um filme de terror. O oxigênio presente nos cilindros em hospitais e Unidades de Saúde acabou, levando muitas pessoas à morte por asfixia. Seria necessário um grau de insensibilidade inimaginável para não se chocar com as cenas vindas de Manaus. Familiares passavam o dia inteiro em filas para levar para casa balões de oxigênio, na vã tentativa de salvar seus parentes. Tais imagens inundaram os noticiários do Brasil e do mundo. No meio disso tudo, estavam 61 bebês prematuros que perderam suas vidas.

Esse colapso hospitalar na capital amazonense veio a público no dia 14 de janeiro, mas o Governo do Estado e também o Ministério da Saúde já tinham conhecimento do problema muito antes. A iminência da falta de oxigênio já havia sido informada ao Ministério da Saúde em 8 de janeiro. As mortes que ocorreram, portanto, poderiam ter sido evitadas.

No final de 2020, mesmo tendo conhecimento da falta de insumos e do colapso no sistema de saúde, o governador Wilson Miranda Lima revogou decreto que restringia a circulação de pessoas. O secretário de Saúde do Amazonas, Marcellus José Barroso Campêlo, justificou a medida afirmando que o governador recuou diante de manifestações da população. Ou seja, o governo cedeu diante de negacionistas. Sabe-se hoje que essa decisão ajudou a agravar a crise em Manaus, porque aumentou a contaminação e o consequente colapso na saúde.

E quando já não era mais possível ignorar o que ocorria em Manaus, o Governo Federal, em vez de centrar esforços na aquisição de insumos e equipamentos, preferiu reforçar sua campanha pelo tratamento precoce, lançando na capital amazonense, em 14 de janeiro, a plataforma TrateCov[48], que era programada para, independentemente dos sintomas, receitar o "*kit* covid".

Nesse sentido, além de Eduardo Pazuello, vale destacar a atuação da secretária de Gestão do Trabalho e da Educação na Saúde, do Governo Federal, Mayra Pinheiro, que coordenou a comitiva federal de ajuda a Manaus. Ela orientou a adoção do tratamento precoce, cuja eficácia jamais teve comprovação científica. Conforme pontuou o senador Randolfe Rodrigues (Rede-AP) na CPI, "enquanto a saúde de Manaus estava colapsando, com muitos pacientes precisando de oxigênio, por causa da segunda onda da covid-19, a senhora Mayra Pinheiro e o senhor [Eduardo] Pazuello lançavam o TrateCov e transformaram o povo da capital do Amazonas em objeto de experimento".

A população do Amazonas, mais especificamente de Manaus, pagou caro pelos equívocos das autoridades municipais, estaduais e federais.

Mas o colapso em Manaus era apenas o indício de que algo pior estava por vir. Na prática, a chamada segunda onda coincidiu com o início do ano de 2021. Se durante todo o ano de 2020 o número de mortos pela covid-19 no Brasil chegou a 194.976, bastaram menos de quatro meses em 2021 para que tal número fosse superado. Em 25 de abril, o Brasil já computava 195.499 mortes naquele ano (apenas em março houve o registro de mais de 140 mil mortes).

O governador do Amazonas enfrentou, após o episódio, acusações do MPF (Ministério Público Federal) de dispensa irregular de licitação, fraude em procedimento licitatório, peculato, liderança em organização criminosa e embaraço às investigações.

Tivessem o governador e também o Governo Federal agido de forma coerente a tempo, muitas vidas teriam sido salvas e Manaus não teria se transformado no símbolo de má gestão e insensibilidade durante a pandemia.

5.

A VACINA, OS BOICOTES E A CLOROQUINA

"Quem é de direita toma cloroquina, quem é de esquerda, Tubaína."

Jair Bolsonaro (20/5/2020).

A cruzada contra a vacina

Os primeiros vacinados contra a covid-19 foram registrados na Inglaterra, a partir de 8 de dezembro de 2020, menos de um ano após o início da pandemia. Enquanto isso, no Brasil, somente cerca de 40 dias depois, exatamente no dia 17 de janeiro de 2021, quando o país já registrava cerca de 210 mil mortes, a vacinação teve início, momentos após a Anvisa (Agência Nacional de Vigilância Sanitária) autorizar a imunização com a vacina CoronaVac, do laboratório chinês Sinovac, e com vacina da Pfizer. Àquela altura, cerca de 50 países já haviam começado a vacinar suas respectivas populações, com um total estimado de 18 milhões de pessoas. O México, a Costa Rica e o Chile, por exemplo, começaram a vacinação em 24 de dezembro de 2020.

Como um país como o Brasil, com um histórico de sucesso em campanhas de vacinação, e, portanto, com uma logística já testada inúmeras vezes, pôde atrasar tanto a imunização de sua população? A resposta está na politização da pandemia e consequentemente da vacinação, o que comprometeu a vida de milhões de brasileiros.

A título de situar o leitor em relação à vacinação no Brasil, vamos retroceder um pouco na História, mais exatamente ao início do século passado, em 1904, quando o médico sanitarista Oswaldo Cruz propôs a vacinação de toda a população contra a varíola. A proposta foi encampada pelo presidente Rodrigues Alves, que tornou a vacinação obrigatória, dando início à Revolta da Vacina. Embora tenha ficado conhecida como uma revolta popular contra a vacinação obrigatória, o movimento foi insuflado pela oposição a Rodrigues Alves, que acabou revogando a obrigatoriedade.

Contudo, a ciência venceu quando a própria população passou a exigir a vacina como forma de se proteger. De lá para cá, o Brasil começou a se tornar uma referência em vacinação em massa, como na década de 1970 durante uma epidemia de meningite. Foi naquela mesma década que se criou o Programa Nacional de Imunizações (PNI). Dados do PNI mostram que entre 1974 e 2014 o número de mortes de crianças menores de 5 anos de idade despencou 90% no país.

Foi graças à vacinação que doenças como a poliomielite, a síndrome da rubéola congênita e o tétano neonatal foram eliminadas. Sem contar a queda na mortalidade e hospitalização por causa de doenças como difteria, tétano, coqueluche, meningite e pneumonia.

A despeito da necessidade de muito mais investimento no setor, no Brasil, o SUS garante, via Constituição, o acesso gratuito e universal à população. E os postos de saúde espalhados por todo o país são o ponto central nas campanhas de vacinação.

Vê-se, portanto, que o Brasil tinha plenas condições de não apenas largar à frente, mas imunizar sua população em tempo recorde durante a pandemia. Mas o roteiro da vacinação contra a covid não esteve à altura de um país que conseguiu erradicar tantas doenças no passado. E, uma vez aprovada em definitivo, mesmo com certo atraso, a questão a respeito da eficácia da vacina contra a covid-19 — que se mostrou irrefutável — deveria ter sumido dos noticiários brasileiros e dado espaço para um número cada vez maior de vacinados. Mas não foi o que aconteceu. Uma sucessão de idas e vindas, erros de logística e o incansável trabalho do presidente Jair Bolsonaro em encampar um movimento antivacina colaboraram tanto para os atrasos na campanha quanto para a desinformação dos brasileiros.

E isso tudo apesar de a população brasileira ser, desde o início, majoritariamente a favor da vacinação. Em agosto de 2020, 89% dos brasileiros apoiavam a vacina, mas o percentual despencou para 73% em dezembro do mesmo ano, após contínua campanha de desinformação

5. A VACINA, OS BOICOTES E A CLOROQUINA

levada a cabo pelo presidente e sua tropa. Somente no ano seguinte, após a segunda onda, que fez do Brasil o cemitério do mundo, que a quase totalidade dos brasileiros se convenceu da importância irrestrita dos imunizantes.[49]

Mônica Calazans, uma enfermeira de 54 anos de São Paulo, foi oficialmente a primeira pessoa a ser vacinada no Brasil. A vacinação no país começava com a CoronaVac, um produto desenvolvido na China e produzido pelo laboratório paulista Butantan.

Mas para que a vacinação no Brasil começasse, um longo caminho teve de ser percorrido. O embate entre o estado de São Paulo e o Governo Federal começou muito antes e deveu-se ao fato de que o presidente Jair Bolsonaro, ao perceber que São Paulo já tinha uma vacina para começar a imunização, tentou dar o troco, mas não conseguiu a tempo. Em 7 de janeiro, o Butantan havia enviado à Anvisa o que seria o último passo necessário para começar a vacinação no Brasil, o pedido para o uso emergencial da vacina CoronaVac, aprovado exatamente minutos antes de Mônica Calazans ter sido vacinada.

O fato de São Paulo ter sido o primeiro estado a iniciar a vacinação, enquanto o Governo Federal sequer tinha um planejamento para tal, potencializou a disputa entre o governador João Doria e Jair Bolsonaro. Doria, que já naquela época nutria o desejo de candidatar-se ao Planalto em 2022, viu a oportunidade de faturar junto aos eleitores largando na frente com a vacinação dos paulistas. Os ataques entre ambos eram contundentes e frequentes e em absolutamente nada beneficiaram a população que esperava pelas doses da vacina. Muito pelo contrário, produziram dúvidas perversas.

Mas se a população apoiava a imunização, o discurso antivacina nunca deixou de estar presente no governo, fosse com o ministro Pazuello, fosse com Queiroga, ou com membros do chamado "gabinete paralelo", através da propagação de notícias falsas ou de questionamentos a respeito da eficácia das vacinas. Os fatos foram amplamente revelados pela CPI, mostrando que o governo brasileiro recebera ofertas de vacina do Instituto Butantan já em julho de 2020. O ofício n.º 160/2020, assinado pelo diretor do Butantan, Dimas Covas, apregoava que o Instituto tinha capacidade de fornecer "60 milhões de doses da vacina a partir do último trimestre de 2020".

E não foi apenas o Butantan que fez ofertas ao Ministério da Saúde. A farmacêutica norte-americana Pfizer apresentou a proposta de 70 milhões de doses de sua vacina, capaz de imunizar 35 milhões de brasileiros. Mas o Ministério da Saúde, comandado na época pelo general Eduardo Pazuello, não respondeu nem à Pfizer nem ao Butantan. A Pfizer, aliás, faria uma nova oferta em setembro e novamente não obteria retorno.

Foi apenas quando João Doria começou a trabalhar para iniciar o processo de vacinação em São Paulo que o Planalto, percebendo o desgaste político que sofreria, decidiu mudar o discurso e correr atrás de vacinas. A missão do governo federal era encontrar uma vacina. Isso depois de ter ignorado Butantan e Pfizer. Mas não deu certo, porque a essa altura a Pfizer não tinha condições de oferecer imunizantes a curto prazo para o Brasil.

E Bolsonaro seguia dando declarações antivacina:

> A vacina, uma vez certificada pela Anvisa, vai ser extensiva a todos que queiram tomá-la. Eu não vou tomar! Alguns falam que eu estou dando péssimo exemplo. Ô imbecil, ô idiota, que está dizendo que eu estou dando péssimo exemplo, eu já tive o vírus, eu já tenho anticorpos. Para que tomar vacina de novo?!

E concluía, em seu já famoso estilo de metralhadora giratória:

> Na Pfizer está bem claro lá no contrato: nós [Pfizer] não nos responsabilizamos por qualquer efeito colateral. Se você virar um jacaré, é problema de você, pô. Não vou falar outro bicho senão eu vou falar besteira aqui. Se você virar o Super-Homem, se nascer barba em alguma mulher aí ou um homem começar a falar fino, eles não têm nada a ver com isso. Ou o que é pior, mexer no sistema imunológico das pessoas. Como é que você pode obrigar alguém a tomar uma vacina que não se completou a terceira fase ainda? Que está na experimental?

Foi só mesmo quando percebeu que João Doria não estava dizendo bravatas e a vacinação em São Paulo era uma realidade que Bolsonaro tentou agir. Recorreu à Índia, de quem queria comprar cerca de dois milhões de doses da vacina de Oxford. Mas a negociação fracassou e o governador paulista acabou sendo o primeiro a vacinar a população.

E quase um ano depois, na vez da vacinação das crianças, o discurso do Planalto, na figura de seu ministro da Saúde, Marcelo Queiroga, não foi diferente.

5. A VACINA, OS BOICOTES E A CLOROQUINA

Queiroga nunca se mostrou totalmente convencido da eficácia da vacinação infantil, tentando postergar a sua aprovação através de consulta pública, mesmo a Anvisa já tendo autorizado o uso — o assunto técnico, e não opinativo. Queiroga e a ministra do Ministério da Mulher, Família e Direitos Humanos, Damares Alves, visitaram em 20 de janeiro de 2022, em Lençóis Paulista, no interior do estado de São Paulo, uma menina que estava hospitalizada por ter tido uma parada cardíaca após ter sido vacinada — inquérito da Secretaria de Saúde paulista concluiu que o episódio não teve relação com a imunização.

Ainda em janeiro de 2022, em entrevista à rádio paulista Jovem Pan, Queiroga afirmava a existência de 4.000 mortes no Brasil em que, segundo ele, haveria "uma comprovação de uma relação causal com a aplicação da vacina". Porém, sendo alertado por jornalistas e por auxiliares da inexatidão dos dados, voltou atrás e afirmou que os óbitos ainda estavam sob investigação.

Queiroga foi uma espécie de representante do gabinete paralelo de forma oficial, já que, atuando como ministro, passou a exercer, muitas vezes, o papel de minimizador da pandemia da covid-19.

Por tudo o que se observou em relação à compra de vacinas e ao início da imunização no país, é lamentável constatar que o Brasil poderia ter dado o exemplo ao mundo, se tivesse utilizado de maneira eficaz a estrutura que já dispunha e a disposição da população em ser imunizada, já acostumada com campanhas de vacinação. A politização da pandemia produziu assim mais um capítulo triste, em que o próprio Governo Federal agiu para boicotar a vacinação, movido unicamente pelo pensamento antivacina do presidente.[50]

O kit covid

Mas se a vacina só se tornou uma aparente prioridade para o governo em determinado momento da pandemia no Brasil, o mesmo não se pode dizer de outros medicamentos sem comprovação científica. A cloroquina e o chamado "*kit* covid" foram a obsessão — e a aposta errada — do presidente. A imagem de Jair Bolsonaro mostrando uma embalagem de cloroquina para uma das emas da residência presidencial é icônica e representa bem o pensamento do chefe do Executivo.

Reportagem investigativa do jornalista Vinicius Sassine, do jornal "Folha de S. Paulo" — e também conforme apurou a CPI —, mostrou que o governo Bolsonaro, em sua obsessão pela cloroquina, envolveu ao menos cinco ministérios, uma empresa estatal, dois conselhos da área econômica, além do Exército e da Aeronáutica. A reportagem identificou, em dezenas de atos oficiais públicos, que alguns ministérios foram envolvidos para que fossem dadas desde a orientação técnica para o uso do medicamento, até o fornecimento final do mesmo, incluindo desde a isenção de impostos até facilitações de circulação.

Outros fatores facilitadores para o uso maciço da cloroquina foi a isenção e/ou a redução de impostos. O Ministério das Relações Exteriores também participou da campanha pró-cloroquina, tendo conseguido uma doação de dois milhões de comprimidos vindos dos Estados Unidos, ainda no governo Donald Trump.

Também foi apurado que o Laboratório Químico Farmacêutico do Exército (LQFEx) foi acionado para a produção de cloroquina. Em 2020, foram produzidos cerca de 3,2 milhões de comprimidos de cloroquina de 150 mg, a partir de pedido feito pelo Ministério da Saúde — que viria a negar essa informação[51] — "o qual orientou o uso da cloroquina como terapia adjuvante no tratamento de formas graves da COVID-19". A título de comparação, em 2019 foram distribuídos apenas cerca de 260 mil medicamentos para tratamento contra a malária.[52] Uma ferramenta do próprio Ministério da Saúde, que registrava as ações na pandemia, apontava uma distribuição, em 2020, de 5.416.510 comprimidos de cloroquina e 481.500 comprimidos de hidroxicloroquina.

Aqui faz-se necessário exemplificar até que ponto o Executivo foi capaz de agir em defesa da sua economia.

O governo teria sido conivente com a Prevent Senior, uma operadora de saúde, no uso de seres humanos como cobaias em alguns experimentos com o "*kit* covid". O objetivo era convencer a população e lhe dar argumentos para a volta da normalidade, mesmo com a mortalidade que só ampliava na pandemia. A empresa conduziu um estudo sobre a hidroxicloroquina no tratamento da covid-19 sem avisar pacientes nem seus parentes. Tal estudo teria omitido mortes de pacientes, influenciando o resultado para dar a impressão de que o

5. A VACINA, OS BOICOTES E A CLOROQUINA

medicamento seria eficaz. O governo Bolsonaro e seu gabinete paralelo, juntamente com a Prevent Senior, teriam produzido, assim, uma espécie de indústria de experimentação, ou mais precisamente, uma indústria da morte. Em depoimento à CPI, que será explorado no próximo capítulo, a advogada Bruna Morato, que representava 12 médicos da empresa, afirmou que, para pacientes internados em UTIs por mais de 10 dias, era indicada a redução do fornecimento de oxigênio, com o objetivo único de liberar os leitos: "Óbito também é alta", ouviam muitas vezes os médicos que ela defendia.

Por que Bolsonaro operava duplamente, se mostrando tanto a favor do "*kit* covid" como contra a vacinação? Será que ele realmente acreditava na eficácia de um e na ineficácia de outro? Queria ele "emplacar" um medicamento que pudesse ser a solução da pandemia e se sair como o seu propagador? Ouvia ele os conselhos dos membros do gabinete paralelo e se norteava por ele? São mais perguntas que respostas e, mesmo sendo talvez impossível saber o que ele realmente pensava, o presidente fez apostas erradas.

Mesmo que no início da pandemia ainda houvesse alguma esperança com a cloroquina, esta logo se dissipou com o resultado da ciência, e Bolsonaro deveria ter acompanhado esse discurso, tornando-se a favor da imunização. Ainda dava tempo de salvar muitas vidas e encomendar as vacinas com os laboratórios. Mas o presidente seguiu o mesmo caminho até o final, insistindo com o tratamento alternativo e ignorando que, de fato, a vacina funcionou e funciona.

6.

A CPI DA COVID

"A CPI é um palanque."

Jair Bolsonaro (13/5/2021).

"Mas sabemos que não temos culpa de absolutamente nada, fizemos a coisa certa desde o primeiro momento."

Jair Bolsonaro (21/10/2021).

Em fevereiro de 2021, quando o pedido para instauração da CPI da covid-19 foi apresentado, o número de mortos pelo coronavírus era de 207 mil. Dois meses depois, quando os trabalhos começaram, o Brasil já ultrapassava a barreira dos 400 mil. São números superlativos, assim como todos os que se referem à pandemia. Era nesse cenário que se iniciava a CPI, instaurada para apurar possíveis irregularidades do Governo Federal no enfrentamento da pandemia.

Seria necessária uma obra inteira para esmiuçar cada depoimento feito à CPI durante cinco meses de investigação e que resultaram em um relatório de mais de mil páginas. Por isso, aqui são apresentados apenas os principais personagens, dando destaque a seus depoimentos.

A CPI da Covid-19, diferentemente de muitas das outras — cerca de 200 que aconteceram após o período de redemocratização —, foi importante para levar ao debate a gestão do governo de Jair Bolsonaro durante a pandemia. Tudo o que aconteceu deveria ser exposto. Todo crime cometido deveria ser revelado para o Brasil e o mundo. Ao longo de sua atuação, a CPI foi realizando uma espécie de autópsia (ou necropsia) do período da pandemia, apontando todas as falhas e omissões dos governantes.

Como quase tudo o que envolve a política nacional, a condução da CPI não ficou isenta de severas críticas pela forma como foi conduzida. E é necessário que isso fique registrado. Com depoimentos sendo transmitidos ao vivo pelas redes de televisão, os parlamentares viram ali a oportunidade de um palanque, com perguntas que invariavelmente fugiam ao escopo do que era investigado, alongando-se em comentários desnecessários e muitas vezes ocupando mais tempo ao microfone do que o próprio depoente.

A escolha do senador Renan Calheiros (MDB-AL) como relator também foi questionada. Renan respondia processo na Justiça Federal. Havia ainda a acusação de incompatibilidade de representação, já que o filho do senador, o governador de Alagoas, Renan Filho (MDB), poderia vir a ser um dos investigados. As tentativas de retirar Renan Calheiros da Comissão, contudo, não vingaram.

O Governo Federal, por sua vez, também queria que fosse investigado o mau uso de verbas pelos estados e municípios, tentando dividir a responsabilidade com governadores e prefeitos. Já do outro lado, o da oposição, o foco seria no atraso da compra de vacinas, falta de remédios e gastos com medicamentos de eficácia não comprovada.

Oficialmente, a CPI começou em 27 de abril. Sua composição foi formada por Omar Aziz (PSD-AM) como presidente, Randolfe Rodrigues como vice e Renan Calheiros como relator. Os trabalhos iriam terminar apenas no dia 26 de outubro, após 69 sessões.

Fogo amigo

Na semana anterior ao início dos trabalhos na CPI, o Planalto, através do Ministério da Casa Civil, comandado por Luiz Eduardo Ramos — o mesmo que confessou ter tomado vacina escondido do presidente —, enviou um documento com 23 acusações "prévias" para 13 ministérios, que deveriam responder com as ações realizadas (a tabela fazia 23 acusações e marcava com X quais cada ministério deveria responder).

O conteúdo dos *e-mails* foi revelado pelo repórter do UOL, Rubens Valente, e a pergunta que se fazia na imprensa era se se tratava

6. A CPI DA COVID

de um erro, de amadorismo ou de uma estratégia, já que poderia ser usado como munição pela própria CPI: além das perguntas irem além do que deveria ser questionado pela Comissão, poderia ser considerado uma espécie de confissão de crimes. Tudo leva a crer que se tratou, sim, de um ato de amadorismo, pois, sendo um documento sigiloso, cada pasta deveria receber somente as perguntas que lhe cabiam responder, sem saber o conteúdo recebido pelas outras pastas, o que dificultaria o vazamento "geral" do documento.

Os principais depoentes

Luiz Henrique Mandetta, ex-ministro da Saúde

A grande "estrela" da primeira semana de CPI foi a cloroquina. Os depoimentos dos dois ex-ministros da Saúde, Luiz Henrique Mandetta e Nelson Teich, além do então ministro da Saúde, Marcelo Queiroga, relataram a obsessão de Bolsonaro pelo uso da cloroquina como tratamento precoce contra a covid.

Em seu depoimento em 4 de maio, Mandetta afirmou, inclusive, que o presidente quis mudar a bula da cloroquina para incluir, em sua posologia, o combate à covid-19. Mandetta também relatou que o Governo Federal não quis fazer propaganda oficial contra a covid e que ele sentia que o presidente tinha uma espécie de "Ministério da Saúde paralelo", já que decisões que eram acertadas com ele em uma reunião eram revogadas após algumas horas. Mandetta chamou o *kit* de tratamento precoce de "*kit* ilusão" e apresentou à CPI a carta que ele enviou ao presidente, logo no início de março de 2020, alertando-o sobre os perigos da pandemia que se iniciava.

Nelson Teich, ex-ministro da Saúde

Nelson Teich, que depôs um dia depois de Mandetta, nunca foi, de fato, um ministro da Saúde, pois várias decisões que diziam respeito ao seu ministério eram tomadas pelo presidente e chegavam ao seu conhecimento por parte da imprensa. Taxado de "evasivo" pelo presidente da comissão, o senador Omar Aziz, o mais importante do seu depoimento foi a afirmação de que o presidente queria que houvesse uma "imunidade de rebanho" e também a pressão, por parte do chefe do Executivo, para que se usasse a cloroquina. Teich afirmou considerar esse medicamento como um risco sem benefícios comprovados, e que sua exoneração, a pedido, se deu pela falta de autonomia em seu ministério — a gota d'água foi a pressão pelo uso amplo da cloroquina.

Foi em sua gestão que o Brasil teve os primeiros contatos com as fabricantes de vacina Janssen e Moderna e também que Eduardo Pazuello, que se tornaria ministro depois de sua exoneração, foi indicado como secretário executivo do ministério pelo presidente Bolsonaro.

Marcelo Queiroga, ministro da Saúde

Queiroga, que antes de se tornar ministro da Saúde havia afirmado em entrevista à imprensa ser contrário ao uso da cloroquina, como era um ministro recém-empossado, tentou esquivar-se dessas questões em depoimento à CPI. Ele não chegou a defender claramente o uso da cloroquina e limitou-se a afirmar que existiam duas correntes, uma contrária e outra favorável ao medicamento como forma de tratamento precoce.

Fábio Wajngarter, ex-secretário de Comunicação da Presidência

Wajngarter foi responsável por fornecer à CPI, mesmo sem intenção, uma prova de grande valor contra o presidente Bolsonaro. Pouco tempo antes ele havia dado uma entrevista à revista *Veja* em que acusava o Ministério da Saúde de incompetente nas negociações de compra da vacina. A tônica do depoimento de Wajngarter foi a carta da multinacional Pfizer, datada de 12 de setembro de 2020. Aquela carta, endereçada a seis integrantes do governo, incluindo o presidente Bolsonaro, o vice-presidente Hamilton Mourão, o ministro da Economia Paulo Guedes e o ministro da Saúde Eduardo Pazuello, era uma oferta de vacinas contra a covid-19 e ficou quase dois meses sem resposta.

Wajngarter alegou ter tido conhecimento da carta em 9 de novembro, através do contato de Marcelo de Carvalho, sócio da RedeTV,

6. A CPI DA COVID

que tinha em seu quadro de funcionários uma apresentadora, que era esposa do executivo da Pfizer no Brasil, Carlos Murillo. Na carta, a Pfizer apontava que celeridade era fundamental para o contrato de compra de vacinas e também afirmava que já havia fechado contrato com o governo dos Estados Unidos.

Segundo Wajngarten, naquele mesmo dia, ele enviou um e-mail à Pfizer e, alguns minutos depois, recebeu a ligação de Carlos Murillo, o qual, em depoimento, confirmou essa informação.

Wajngarten foi então ao Gabinete da Presidência, onde estavam Bolsonaro e o ministro Paulo Guedes. Segundo o ex-secretário de Comunicação, Guedes teria dito que "é esse o caminho, é esse o caminho, o caminho são as vacinas", e o presidente escreveu num papel "Anvisa", alegando que precisaria passar pela aprovação do órgão. Era a "permissão" para que o então secretário de Comunicação da Presidência começasse a negociação com a farmacêutica.

Segundo Wajngarter, o governo não teria dado andamento à compra da vacina com a Pfizer antes, pois lhe faltava "segurança jurídica" para fazê-lo. A questão é que, até o fechamento do contrato em fevereiro, não houve nenhuma novidade com relação ao "respaldo jurídico", que poderia ter sido conseguido através de uma MP (Medida Provisória), prerrogativa do Poder Executivo — o que faz cair por terra tal desculpa. Além do mais, a Pfizer já estava realizando os testes da fase 3 da vacina com a população brasileira. Outro argumento utilizado pelo governo seria o armazenamento da vacina Pfizer, que exigia temperaturas muito baixas; questão essa que a própria farmacêutica já havia contornado.

De qualquer forma, foram várias ofertas sem resposta, as quais, mesmo que a princípio não fossem de muitas doses, poderiam ter salvado milhares de vidas.

Entre pedido de prisão efetuado pelo relator da CPI, Renan Calheiros, e troca de xingamentos entre ele e o senador Flávio Bolsonaro, filho do presidente, que não fazia parte da CPI, mas resolveu se pronunciar, o dia terminou com o pedido do presidente da CPI, Omar Aziz, para que o MPF apurasse se Fábio Wajngarter mentira em seu depoimento.

Foi naquele mesmo dia do depoimento de Wajngarter que o Brasil iniciava sua primeira campanha de comunicação "verdadeira" contra a covid-19, 14 meses após o início da pandemia. O ministro da Saúde, Marcelo Queiroga, quando perguntado se não era muito tarde, respondeu: "Antes tarde do que nunca". Uma declaração chocante para as famílias daqueles que perderam a vida por causa da covid. Mas naquele mesmo dia, o presidente Jair Bolsonaro se reunia, sem máscara e sem distanciamento, como era de seu costume, em um café da manhã com a bancada evangélica.

Também naquele dia, o Instituto Butantan entregava as últimas vacinas do seu primeiro contato com o Governo Federal, de 46 milhões de doses.

As contradições que ficam daquele dia são o fato de o secretário de Comunicação — e não o Ministério da Saúde — negociar com a farmacêutica; e a campanha em rede nacional contra a covid-19, apregoando o distanciamento e o uso de máscaras, enquanto o líder da nação fazia exatamente o contrário.

Ernesto Araújo, ex-ministro das Relações Exteriores

Se a primeira semana foi marcada pela cloroquina, a segunda foi pela vacina (ou falta dela), explicitando a ordem de prioridade do governo brasileiro na pandemia.

O ex-ministro das Relações Exteriores, Ernesto Araújo, ao depor em 18 de maio, apresentou-se bem diferente da época em que estava no governo. Calmo, mas evasivo e muito pouco objetivo, o ex-chanceler quase nada colaborou com a CPI. Sua postura levou a senadora Kátia Abreu (PP-TO) a dizer que a memória de Araújo era "seletiva", pois em seus *blogs*, em sua história, ele sempre havia sido minucioso, mas na CPI quase sempre respondia que não se lembrava dos fatos.

Ernesto Araújo reconheceu que nem o Ministério das Relações Exteriores e tampouco ele próprio se envolveram nas negociações para a compra da vacina Coronavac.

Kátia também citou o artigo de Araújo, "Chegou o Comunavírus", que ele escrevera no início da pandemia. Para a senadora, o ministro foi "a bússola que nos direcionou ao caos, ao *iceberg*, ao naufrágio".

Aquele dia de depoimento deixou claro que os únicos esforços do Itamaraty foram para receber doação de cloroquina dos Estados Unidos e dificultar o acesso à vacina, já que, através do Ministério das Relações Exteriores, o Brasil só assinou o pacto com a Covax Facility, um consórcio mundial pela vacina, em setembro de 2020, quando 170 países já haviam aderido ao programa — essa responsabilidade, é lógico, tem que ser dividida com o Ministério da Saúde.

Ernesto Araújo afirmou que o pedido para que o Itamaraty procurasse viabilizar a importação da hidroxicloroquina partiu do Ministério da Saúde, mas com participação do presidente Bolsonaro.

Eduardo Pazuello, ex-ministro da Saúde

Pazuello, o interino que foi alçado a ministro, deveria comparecer à CPI no dia 6 de maio, mas, um dia antes, alegou que teve contato com dois militares que estavam com covid e, assim, seu depoimento foi postergado para o dia 19 do mesmo mês. No entanto, exatamente no dia em que deveria comparecer, o jornal "O Estado de S. Paulo" flagrou o ministro da Secretaria Geral da Presidência, Onyx Lorenzoni, dentro do hotel de trânsito de militares, em Brasília, onde Pazuello, sem máscara, estava hospedado.

O mesmo Pazuello que dizia "ele manda, eu obedeço", referindo-se ao presidente Jair Bolsonaro, estava com medo de virar um cão sarnento, que ninguém quer. Nem a ala militar, nem o procurador da República, e nem mesmo o próprio presidente davam indícios de protegê-lo. Pazuello desejava ir à CPI como investigado, e não como depoente, para poder ficar em silêncio. O STF, através do ministro Ricardo Lewandowski, atendeu parcialmente sua vontade, concedendo-lhe um *habeas corpus* preventivo, permitindo que permanecesse em silêncio durante seu depoimento com relação às perguntas cujas respostas pudessem prejudicar a si mesmo. Foi uma manobra para ganhar tempo.

Assim, Pazuello depôs apenas nos dias 18 e 19 de maio. Seu depoimento se estendeu por dois dias e mostrou a sua face militar. Estrategista, respondeu a todas as perguntas — apesar de não ser obrigado, de acordo com o *habeas corpus* preventivo —, mas apresentou um festival de mentiras. O relator Renan Calheiros apontou ao menos 14 inverdades em seu depoimento.

O que chamou mais a atenção foi que ele aparentava tranquilidade, parecendo ter sido treinado por algum jurista e também um profissional de comunicação. Seu depoimento pode ser considerado de forma técnico-burocrática, em que ele tratou com extrema frieza um fenômeno que tirava a vida de milhares de brasileiros. Quando se referia ao atraso na compra das vacinas, Pazuello mostrava parecer comprar parafusos, e não vacinas que salvariam a vida de muita gente. Um dos motivos alegados por ele para não comprar vacinas rapidamente foi não "sentir firmeza" ou então que "a vacina era cara".

Com relação à falta de oxigênio em Manaus, em janeiro, Pazuello se isentou de qualquer culpa. Quando perguntado se Bolsonaro tinha interferência em seu Ministério, ele respondeu que nunca houve, apesar de ter dito em um vídeo, ao lado do Presidente, que "um manda, outro obedece". Ao ser questionado sobre a razão de sua demissão, respondeu friamente: *Missão cumprida*.

Seu depoimento ficou marcado por debochar da população — fato que ficou comprovado apenas três dias depois, no Rio de Janeiro, em um ato a favor do presidente Bolsonaro, em que Pazuello apareceu aglomerado e sem máscara no palco da festa.

Mayra Pinheiro, ex-secretária do Ministério da Saúde

A secretária de Gestão do Trabalho e da Educação do Ministério da Saúde, Mayra Pinheiro, conhecida como "capitã cloroquina" por sua defesa de medicamentos sem eficácia comprovada no tratamento contra a covid e também por defender a imunidade de rebanho no começo da pandemia, depôs à CPI afirmando jamais ter recebido orientação do presidente Bolsonaro para promover o uso dos medicamentos sem comprovação científica. Entretanto, admitiu que sua pasta orientou médicos a adotarem o chamado "tratamento precoce" que, segundo ela, poderia ter resultado com a aplicação de "doses seguras" do medicamento em pacientes infectados.

Algumas de suas declarações contrastaram com o depoimento do ex-ministro da Saúde Eduardo Pazuello, quando afirmou que o general teria sido informado sobre a falta de oxigênio em Manaus no dia 8 de janeiro, o que seriam dois dias antes da data que Pazuello informou à CPI. Contrariando também o ex-ministro, ela relatou que a plataforma TrateCov do Ministério da Saúde não teria sido invadida, mas teria sido alvo de uma "extração indevida de dados".

Nise Yamaguchi

A médica Nise Yamaguchi teve seu nome ligado ao "gabinete paralelo" do governo federal. Defensora ferrenha da cloroquina e ivermectina contra o coronavírus, seu depoimento era bastante aguardado na CPI. Independentemente de seu conhecimento médico, Nise foi desmentida, contraditada e desautorizada ao depor. Ela não apresentou argumentos convincentes para sustentar suas posições.

O senador Otto Alencar (PSD-BA), ao abordar Nise sobre os casos em que ela garantia ter havido melhora com o uso do *"kit* covid", questionou se foram feitos exames clínicos, acompanhamento de pacientes para identificar possíveis sequelas, tomografia, entre outras referências médicas. Não houve resposta de Nise. Indagada por Alessandro Vieira (Cidadania-SE) sobre quais pesquisas sérias poderia citar para embasar sua defesa da cloroquina e da ivermectina, a médica limitou-se a mencionar um estudo da Henry Ford Foundation. Mas acabou corrigida por Vieira, já que essa pesquisa foi interrompida em dezembro de 2020, justamente por não encontrar evidências que a sustentassem. Seu depoimento só serviu para mostrar completo desconhecimento sobre uma questão que ela dizia tanto entender.

O caso Prevent Senior

Talvez nenhuma denúncia apresentada durante a CPI tenha sido mais contundente do que aquela que envolveu a Prevent Senior. Entre outras graves revelações, a operadora de saúde foi acusada de usar seres humanos como cobaias em experimentos que não haviam sido autorizados e ainda de alterar prontuários médicos e atestados de óbitos de pacientes para excluir a covid como causa das mortes.

Bastaria isso para que a denúncia por si só se configurasse em um escândalo sem precedentes na história da saúde nacional. Contudo, ao longo dos depoimentos e das denúncias que iam sendo apuradas pela imprensa, foi se delineando um perfil estarrecedor da Prevent Senior, uma empresa que deveria zelar pela saúde dos consorciados, mas que colocava o lucro acima de todos os interesses.

Foi em setembro de 2021 que a CPI começou a ouvir os depoimentos que envolviam a Prevent Senior. Mas a operadora já estava no radar das autoridades desde o início da pandemia, tendo sido alvo do MPF devido ao elevado número de óbitos por covid. Segundo essas denúncias, em abril de 2020, as mortes pelo coronavírus nos hospitais da rede eram 58% de todos os registros no Estado de São Paulo. A Secretaria Municipal de Saúde de São Paulo chegou a pedir intervenção em três hospitais da Prevent, o que nunca aconteceu. À época, a Prevent negava qualquer denúncia e acusava a Prefeitura e outros órgãos de querer gerar pânico.

Entretanto, quando o caso começou a ser exposto na CPI, abriu-se a "Caixa de Pandora" da operadora de saúde. Um dossiê produzido por médicos que trabalharam na Prevent chegou à CPI trazendo graves denúncias.

O que mais chocava nesse dossiê era a informação sobre o uso de hidroxicloroquina e azitromicina em testes para pacientes com covid-19 — medicamentos esses que, como se sabe hoje, não têm eficácia comprovada no combate ao vírus. Em mensagem enviada à equipe médica, um dos diretores da Prevent pedia que pacientes e familiares não fossem avisados sobre a medicação que seria administrada, o que feria o Código de Ética Médico.

A Prevent, mesmo sem autorização, iniciou um estudo com 636 pacientes. Desses, 412 receberam o chamado "*kit* covid". Os demais teriam sido incluídos em um grupo de controle e não tomaram os remédios. A operadora passou então a apregoar o sucesso de seu tratamento afirmando que, entre os que não receberam o *kit*, houve três vezes mais casos de hospitalização. E citava ainda ter havido apenas

6. A CPI DA COVID

duas mortes entre os que estavam recebendo o "*kit* covid", e que essas teriam acontecido devido a uma "síndrome coronariana aguda" e a um "câncer metastático".

No entanto, o dossiê mostrava uma realidade totalmente diversa. Ao longo daquele estudo, nove pessoas morreram, sendo que seis delas estavam tomando os medicamentos. Duas estariam no grupo de controle e uma última aparecia sem informações sobre a causa da morte.

Os ex-funcionários também revelaram que a operadora orientava os médicos para que o código da covid-19 fosse alterado após 14 dias de internação de pacientes em enfermarias e após 21 dias em UTIs (Unidades de Terapia Intensiva). O objetivo seria identificar pacientes que já não teriam mais necessidade de isolamento. Os senadores que conduziram a CPI viram nessa prática uma forma de eliminar a identificação da covid como causa da morte dos pacientes.

Nenhum depoimento no caso da Prevent Senior foi mais contundente do que o da advogada Bruna Morato, que representava os 12 médicos que fizeram denúncias contra a operadora. Ela revelou desde a coerção que os profissionais sofriam para prescrever os medicamentos do "kit covid" até um pacto entre a Prevent Senior e as pessoas que integravam o chamado gabinete paralelo do governo federal. A intenção desse último grupo seria evitar as medidas de restrição econômica, estimulando a população a sair às ruas e voltando à normalidade, sem o lockdown proposto pelos governadores.

Bruna Morato revelou ainda à CPI que o Ministério da Economia tinha interesse em que o comércio e a indústria do país não parassem, evitando um "abalo econômico muito grande". O plano, portanto, seria divulgar os supostos resultados positivos obtidos pela Prevent Senior, vendendo a ideia de que havia um tratamento para a covid e a população não precisaria se preocupar, caso fosse contaminada.

Bruna Morato enfatizou que: "a Prevent Senior iria entrar para colaborar com essas pessoas. É como se fosse uma troca, a qual nós chamamos na denúncia de pacto, porque assim me foi dito. Alguns médicos descreveram como aliança, outros como pacto".

Ainda de acordo com a advogada, esse pacto daria segurança à Prevent de que a empresa não sofreria fiscalização do Ministério da

Saúde. Teria sido essa certeza que levou a empresa a iniciar o protocolo experimental, já que acreditavam que não seriam investigados pelo MPF. Bruna declarou: "Na verdade, o que eles falavam era de um alinhamento ideológico. A economia não podia parar, e o que eles tinham que fazer era isto: conceder esperança para que as pessoas saíssem às ruas. E essa esperança tinha um nome: hidroxicloroquina".

O relatório final e os indiciados

Do ponto de vista jurídico, caso o relatório final da CPI responsabilizasse o presidente Jair Bolsonaro, tanto uma eventual investigação quanto uma apresentação de denúncia ficariam a cargo da autoridade máxima do Ministério Público Federal, o Procurador-Geral da República, Augusto Aras, que, como era notório, tinha uma agenda próxima do presidente. Mas caso o relatório apontasse não um crime comum, mas um crime de responsabilidade, a decisão de abertura de um processo de *impeachment* estaria nas mãos do presidente da Câmara dos Deputados, Arthur Lira, com quem Bolsonaro também alimentava boas relações.

Foi com esse conhecimento que Bolsonaro, em resposta ao relatório final da CPI, desdenhou do mesmo e expressou sua indiferença com relação ao dossiê, afirmando que a tendência do MPF seria de arquivar o relatório. Em entrevista à rádio paulista Jovem Pan, no dia 27 de outubro de 2021, um dia após a conclusão da CPI, ele afirmou: "Eu não posso admitir certas acusações. Vão fazê-las. Tudo bem. Vai passar pelo Ministério Público [Federal]. Eu acho que o MP[F] vai... A tendência é arquivar esse negócio todo. Isso é um circo. Não interfiro em decisões do senhor [procurador-geral da República] Augusto Aras, zero, mas ele tem consciência do que está acontecendo".

Augusto Aras já demonstrara outras vezes ser fiel aliado de Bolsonaro. A OAB (Ordem dos Advogados do Brasil), por exemplo, apresentou ao procurador pedido com base no artigo 132 do Código Penal, que trata de "expor a vida de outrem a perigo direto e iminente", para que o presidente Bolsonaro fosse investigado, mas Aras nunca deu andamento ao pedido. O mesmo Aras que, em junho de 2021, em

6. A CPI DA COVID

resposta ao STF afirmara que Jair Bolsonaro não havia sido omisso na compra das vacinas. "Não se tem alegado quadro de inação", afirmava o procurador-geral.

Ao menos uma vitória Bolsonaro já obteve em relação ao que foi denunciado na CPI. Em 31 de janeiro de 2022, a Polícia Federal concluiu que o presidente não cometeu crime de prevaricação no caso da negociação para a compra da vacina Covaxin. A denúncia havia sido feita a partir de depoimento de Luís Ricardo Miranda, servidor do Ministério da Saúde. Ele relatou ter sofrido pressão de seus superiores para finalizar o trâmite da compra da Covaxin, além de ter conhecimento de supostas irregularidades no processo. O irmão do servidor, o deputado Luís Miranda (DEM-DF), teria levado o caso ao conhecimento de Bolsonaro, sem que este tomasse providência.

A PF, contudo, argumentou que agentes públicos têm o dever de comunicar a prática de ilícitos às autoridades competentes, mas a obrigação deve estar prevista em lei como dever funcional do ocupante do cargo para que fique caracterizada prevaricação.

O relatório final da CPI, entregue em outubro de 2021, apresentou o indiciamento de 80 pessoas, incluindo o presidente Jair Bolsonaro, e duas empresas. Dado o histórico das CPIs no país, o cenário não é animador para quem espera providências. As investigações, quando levadas adiante, tomam anos e quase nunca terminam em punições. No caso específico dessa CPI, 100 dias após a entrega do relatório, não havia sido iniciada nenhuma investigação pela Procuradoria-Geral da República.

Contudo, a CPI, a despeito dos erros e exageros em sua condução, teve o mérito de jogar luz sobre várias questões que necessitavam ser esclarecidas, como a compra de vacinas, o caso Prevent Senior e a defesa de medicamentos sem eficácia comprovada. Sobre o MPF e a PGR darem andamento às denúncias ou arquivá-las, são ainda capítulos a serem escritos sobre a história da pandemia no Brasil.

7.

A ECONOMIA PATINA

"Aquilo [sobras de refeições de restaurantes] dá pra alimentar pessoas fragilizadas, mendigos, pessoas desamparadas. É muito melhor que deixar estragar."

Paulo Guedes (18/6/2021).

A crise contínua

Desde 2011, o Brasil tem vivido uma combinação de períodos de recessão, estagnação e inflação, divergindo dos números de outros 37 países em âmbito global. Se de 1987 a 2020 o PIB (Produto Interno Bruto) global cresceu cerca de 3,4%, o do Brasil ficou na média de 2% ao ano. E entre 2011 e 2018, o PIB brasileiro cresceu 2,9% abaixo do PIB mundial. E a projeção para o período compreendido de 2019 a 2026 era ainda de crescimento de 1,7% abaixo da média dos outros países.[53]

Assim, quando a pandemia chegou, o Brasil já estava assolado por anos de fraco crescimento e por uma das piores crises de sua história. Na década compreendida entre 2011 e 2020, o PIB brasileiro cresceu apenas 2,2%, marcado fortemente pela recessão que durou de 2014 a 2016. Durante 11 trimestres daqueles três anos, a economia encolheu 8,2%. A recuperação foi tímida, com três anos de fraco crescimento, seguidos de uma nova recessão em 2020 como resultado direto da pandemia.

Além da crise econômica vivida pelo brasileiro, o agravante foi que o ministro da Economia escolhido por Bolsonaro era Paulo Guedes, aluno aplicado da chamada Escola de Chicago[54], e sua política econômica, o neoliberalismo.

Economia brasileira – anos Bolsonaro

"Qual o problema de a energia elétrica ficar um pouco mais cara porque choveu menos?". "Todo mundo quer viver 100, 120, 130 anos. Todo mundo vai procurar serviço público [de saúde] e não há capacidade instalada no setor público para isso. Vai ser impossível. [...] Vai no [hospital Albert] Einstein se você quiser, vai onde você quiser."

As frases citadas acima foram todas proferidas por ninguém menos que Paulo Guedes, o ministro da Economia do governo Bolsonaro, e ilustram muito bem o que ele parece pensar a respeito das camadas mais desfavorecidas da população brasileira.

Guedes tinha como pauta, antes de começar a exercer seu mandato como ministro da Economia, o controle das contas públicas, e aventava até mesmo a possibilidade de zerar o déficit primário do governo a partir de 2019, o primeiro ano do mandato. Ele defendia também as reformas da Previdência, Tributária e Administrativa, a privatização de estatais e a desburocratização e modernização do Estado brasileiro.

Mas o que se viu durante os anos em que esteve à frente do Ministério da Economia foi bem diferente de sua pauta e suas promessas. Em dezembro de 2021, o portal UOL ouviu economistas do Brasil para saber quais seriam os maiores legados dos três primeiros anos de mandato do presidente Jair Bolsonaro e do seu ministro da Economia. A principal conquista, segundo eles (sendo também a única para alguns), foi a aprovação da Reforma da Previdência, realizada em 2019.

Outro destaque teria sido a aprovação do marco regulatório do gás, em 2020, que acabou com o monopólio da Petrobras e abriu a possibilidade de elevar a concorrência no setor. Houve também no mesmo ano o marco legal do saneamento básico, abrindo a possibilidade de exploração e gestão pela iniciativa privada. E ainda o marco legal das ferrovias, aprovado em 2021, que pode alavancar os investimentos no setor.

Mas o controle da dívida pública do governo desapontou os economistas ouvidos. Enquanto em 2019 o déficit primário (receitas menos despesas do governo, sem contar o pagamento de juros) ficou em 1,4% do PIB, em 2020, por causa dos pagamentos de auxílio na pandemia, o

7. A ECONOMIA PATINA

déficit aumentou para 10%. Em 2021, no entanto, o governo conseguiu um superávit de 0,75% do PIB.

No entanto, a grande decepção na área econômica pairou na questão do furo do teto de gastos constitucional, com a chamada PEC (Proposta de Emenda à Constituição) dos Precatórios que, ao mesmo tempo, mudou a regra do teto de gastos e permitiu o adiamento de parcelas de precatórios devidos pela União.

Ainda segundo dados da reportagem, dos R$ 800 bilhões a R$ 1 trilhão prometidos por Guedes em privatizações, até o encerramento de 2021, somente cerca de R$ 200 bilhões haviam sido realizados, com a promessa de privatização dos Correios e da Eletrobras para 2022. "[Somos] um governo que foi democraticamente eleito dizendo que vai vender empresas estatais. É inadmissível que não se consiga vender", afirmava Guedes em entrevista para justificar o fracasso até então.[55]

Fato é que quando Paulo Guedes surgiu como um dos nomes da equipe de Bolsonaro, ainda durante a campanha à Presidência em 2018, o mercado reagiu positivamente. O futuro presidente apregoava que Guedes, como ministro da Economia, teria carta branca para resolver os problemas do país. Era o homem que poderia responder a todas as dúvidas, o "Posto Ipiranga", como o apelidou Bolsonaro.

Porém, assim como ao longo do tempo a imagem vendida por Bolsonaro em campanha — duro contra a corrupção, liberal na economia e ao mesmo tempo com ideias conservadoras, avesso à velha forma de fazer política — foi mudando para mais do mesmo, Guedes e sua condução na Economia foram frustrando mercado, empresários e população. Ele não tinha todas as respostas. E se por um lado a de Guedes era voltada para a aniquilação do Estado (estado mínimo) e a supressão das políticas públicas, a do presidente era voltada para o populismo. Guedes teve que ceder para manter seu emprego.

Os auxílios emergenciais

Se os planos de Paulo Guedes para a economia nacional teriam ou não dado certo sem a pandemia, é impossível agora avaliar. Mas o fato é que ele não possuía um Plano B quando o país mais precisou de alternativa.

E a pandemia foi o fator devastador que exigia ações rápidas, planos e estratégias. O desemprego e a pobreza aumentaram exponencialmente já nos primeiros meses da pandemia. A resposta econômica ao crescente empobrecimento da população veio na forma dos auxílios emergenciais. Entretanto essa ajuda financeira aos brasileiros não foi uma iniciativa do Ministério da Economia, mas sim do Poder Legislativo.

Inicialmente, após o Congresso aprovar a medida emergencial, Paulo Guedes queria fixar o auxílio em R$ 200. Posteriormente, o valor foi ampliado para R$ 600, com lei sancionada por Bolsonaro em abril de 2020.

Esse valor, ainda que pequeno, foi responsável pela sobrevivência de milhões de brasileiros, que se equilibravam entre o desemprego e o medo de se contaminar com a covid. Uma resposta rápida da economia diante da crise teria feito toda a diferença. Os países que melhores resultados obtiveram foram aqueles que conseguiram enfrentar a pandemia com o confinamento e ações na área econômica, sem discurso negacionista diante da gravidade da covid.

O auxílio emergencial, que teve duas fases, foi pago pela Caixa Econômica Federal até outubro de 2021, com os valores tendo sido reduzidos desde que foi implantado. No total, foram pagas 16 parcelas entre 2020 e 2021. Tendo começado a ser pago em abril de 2020, inicialmente eram previstas cinco parcelas de R$ 600. Mas de setembro a dezembro daquele ano, foram incluídas mais quatro parcelas com a metade desse valor. Foi necessário retomar o auxílio em abril de 2021, quando o país foi acometido pela segunda onda da covid. Foram três parcelas que variaram entre R$ 150 e R$ 375.

Além do auxílio, o Planalto anunciou um plano de socorro às empresas e aos trabalhadores. A expectativa era de beneficiar até 25 milhões de trabalhadores, com redução de jornada de trabalho e do salário de 25%, 50% ou 70%, sendo o complemento de parte do salário pago pela União. As empresas também poderiam suspender o contrato de trabalho por até quatro meses. O plano também permitia o adiamento do pagamento do FGTS (Fundo de Garantia por Tempo de Serviço) por quatro meses.

7. A ECONOMIA PATINA

O aumento da miséria e dos miseráveis

Não se pode, é claro, creditar na conta do governo Bolsonaro toda a culpa pelo aumento da miséria. Com grande chance de acerto, todos os países do planeta foram afetados pela epidemia da covid-19.

Um estudo da FGV Social (Fundação Getúlio Vargas) apontava que o ano de 2021 começava com um avanço significativo no percentual de brasileiros que viviam com menos de R$ 246,00 por mês (R$ 8,20 ao dia), considerados na linha de pobreza extrema. Os auxílios emergenciais I e II haviam conseguido reduzir esse percentual durante os meses de maio a novembro de 2020, mas, findo aquele período, a taxa de miséria voltou a subir, atingindo em janeiro cerca de 12,8% da população brasileira — um número absoluto considerável de quase 27 milhões de habitantes — maior que em 2019 (11%) e o maior percentual desde 2011, que era de 12,4%. Estima-se que, sem os auxílios, o percentual poderia ter atingido a casa dos 20%, um contingente de 42 milhões de brasileiros.[56]

Outro levantamento, do próprio Governo Federal, através das quase 30 milhões de famílias inscritas no Cadastro Único para programas sociais (CadÚnico), apontava que quase metade delas (14,5 milhões) vivia em estado de extrema pobreza em abril de 2021, atingindo o maior número desde o início dos registros disponíveis, a partir de agosto de 2012. Tal número representava, para o Ministério da Cidadania, mais de 40 milhões de pessoas, 1 milhão a mais, se comparado com fevereiro de 2020, antes do início da pandemia.

O mercado de trabalho também viveu altos e baixos no governo Bolsonaro. No fechamento de 2021, segundo o Caged (Cadastro Geral de Empregados e Desempregados), o Brasil apresentava um saldo positivo no ano de 2,73 milhões de trabalhadores com carteira assinada, após saldo negativo de 191.455 em 2020. A taxa de desemprego geral, ainda segundo o órgão, foi de 11,6% no último trimestre de 2021, atingindo 12,4 milhões de pessoas, em queda com relação ao ano anterior. Mas tal número não levava em conta os milhões de desalentados (aqueles que desistiram de procurar emprego) e outros tantos milhões de subocupados, número que pode atingir facilmente a cifra de 25 milhões de pessoas.

Auxílio Brasil

No final de 2021, o governo federal criou o Auxílio Brasil, um programa de renda destinado a famílias carentes, com valor médio pago de R$ 400 mensais. Esse programa era, na verdade, o antigo Bolsa Família, criado no governo Lula, inspirado no Bolsa Escola do governo Fernando Henrique Cardoso, e então rebatizado pelo governo Bolsonaro em ano eleitoral.

O programa considerava famílias de extrema pobreza e pobres — aquelas com renda mensal per capita de até R$ 200 — sendo as que teriam direito a aderir ao programa. Todas as famílias que já estavam inscritas no Bolsa Família tiveram direito ao novo benefício. Pelos cálculos do governo, cerca de 17 milhões de famílias receberiam o auxílio.

Paulo Guedes, em maio de 2021, se pronunciava para defender o Auxílio: "o PT teve realmente a belíssima iniciativa de fazer um programa de transferência de renda importante. Ganhou quatro eleições seguidas merecidamente porque fez a transferência de renda para os mais frágeis. Um bom programa, que envolvia poucos recursos e que tinha altíssimo impacto social, e que foi até inspiração para fazermos o dinheiro chegar na base", afirmou, em audiência pública na Câmara dos Deputados.[57]

Nas entrelinhas, parece haver uma estreita ligação entre um programa de auxílio aos mais pobres e votos para eleição. Interessante é notar que Bolsonaro já foi um crítico contumaz de programas como o Bolsa Família. Quando deputado e até mesmo durante sua campanha em 2018, ele se colocava contrário ao repasse. "Para ser candidato a presidente tem de falar que vai ampliar o Bolsa Família, então vote em outro candidato. Não vou partir para demagogia e agradar quem quer que seja para buscar voto."

A frase acima foi dita por Bolsonaro em 2017, durante visita à Festa do Peão de Barretos, ainda quando era pré-candidato à Presidência. Nada como uma eleição após a outra para mudar as convicções dos políticos.

A dúvida que fica é se a instituição do Auxílio Brasil era um ato de convicção e respeito para com os mais pobres ou de desespero visando tentar se garantir no segundo turno das eleições presidenciais de 2022.

8.

A DESIGUALDADE FICA MAIS EVIDENTE

> "*Não tem mais esse negócio de câmbio a R$ 1,80. [Era] todo mundo indo pra Disneylândia, empregada doméstica indo pra Disneylândia, uma festa danada.*"
>
> Paulo Guedes (12/2/2020).

Relatório da ONU de dezembro de 2019 apontava o Brasil como o segundo país com maior concentração de renda, perdendo apenas para o Catar. No país, o 1% mais rico concentrava 28,3% da renda total. Fato interessante é que o Chile ocupava o terceiro lugar na lista, com 23,7% da renda nas mãos do 1% mais rico. Logo o Chile, berço das práticas econômicas neoliberais da Escola de Chicago, a qual é representada no Brasil pelo ministro da Economia Paulo Guedes.

Guedes via na necessidade de assistência social apenas uma disfunção do mercado, e sua junção com Bolsonaro, que julgava "de esquerda" qualquer política inclusiva ou compensatória, se mostrou letal para muitos brasileiros.

Foram a ausência de uma direção do Executivo, as repostas erráticas do mesmo — como no caso da defesa de medicamentos sem comprovação científica — e as inações — como a não utilização de verbas empenhadas para o combate à pandemia — que, juntamente com a vulnerabilidade socioeconômica da população brasileira, contribuíram para a propagação das mortes pela covid-19 no Brasil, fazendo dos menos favorecidos as maiores vítimas. *No Brasil, pode-se afirmar que a pandemia foi ampliada e potencializada pela desigualdade social que existia.*[58]

Desigualdades

E o Brasil ficou ainda mais desigual na pandemia, conforme relatório da FGV. O índice Gini, que mede a desigualdade em um país, saltou de 0,642 no 1.º trimestre de 2020 para 0,674 em igual período de 2021. Quanto mais próximo de 1, mais desigual é o país. No período houve também queda de 11,3% da renda média dos trabalhadores e, se considerada a renda dos 50% mais pobres, a perda foi ainda maior, de 20,81%.[59]

Enquanto na Europa o maior fator de risco para a covid-19 foram a comorbidade e a idade, no Brasil, o maior fator de risco foi o "endereço". Os brasileiros com rendas inferiores foram aqueles mais suscetíveis às intempéries da pandemia: seja pelo risco maior que assumiram e pela proporção em número de mortes também maior, seja pela volatilidade de perderem suas respectivas rendas.[60]

Como bem pontuou a economista Laura Carvalho[61], apesar de afetar de certo modo a todos, a pandemia nada teve de democrática. E os acontecimentos provaram que a doença afetou de forma diferente cada individualidade, cada grupo, cada etnia, cada classe social. Duas situações foram emblemáticas no período: o transporte público lotado de pessoas que precisavam trabalhar e as filas para receber o auxílio emergencial do governo federal. Em ambas as situações, eram as classes pobres que estavam expostas a todos os tipos de intempéries e se encontravam ainda mais fragilizadas e impotentes diante da situação.

Os mais pobres sofreram muito mais que os abastados, ainda mais em um país como o Brasil, um dos mais desiguais do mundo. É necessário ressaltar que no Brasil, além da questão econômica, a base da pirâmide social, que estava mais suscetível às intempéries do vírus, também se caracterizava por sua clara dimensão racial — uma mulher negra e pobre tinha muito mais chances de sofrer as consequências da covid-19 que um homem branco e rico, fosse pela diferença na questão do saneamento básico em sua moradia, pelas condições de transporte até seu local de trabalho e também pela dificuldade de acesso ao tratamento adequado.

Enquanto a população com maior capacidade financeira, possuidora de planos de saúde e com acesso aos melhores hospitais pôde ficar em casa — o famoso trabalho remoto —, as classes menos favorecidas, quando não perderam o emprego, tiveram de continuar a trabalhar, correndo o risco diário de se infectar no transporte público ou no local de trabalho. O trabalho de doméstica, por exemplo, foi considerado "essencial"

8. A DESIGUALDADE FICA MAIS EVIDENTE

durante o período da pandemia, escancarando a desigualdade social e o racismo estrutural no Brasil.

Dados do IBGE revelam que as mulheres negras representavam quase 70% das trabalhadoras domésticas no Brasil. Para exemplificar ainda mais o abismo entre essa classe trabalhadora e as pessoas de maior poder aquisitivo, apenas 28% das mais de 4 milhões de domésticas possuíam carteira assinada. Isso significa que, durante a pandemia, caso contaminadas com a covid, não teriam nenhum direito garantido. E uma das primeiras vítimas fatais do coronavírus no país foi justamente uma doméstica de 63 anos, do Rio de Janeiro. Ela foi contaminada pela própria empregadora, que havia retornado de uma viagem à Itália e estava em quarentena em casa.

As desigualdades, *no plural*, podem ser encontradas em vários exemplos:

1. *Hospitais públicos x privados:* A taxa de mortalidade de internados em UTIs (Unidades de Terapia Intensiva) era consideravelmente maior nos hospitais públicos (38,5%) que privados (19,5%). Entre os indicadores que podem explicar essa grande discrepância, cita-se a demora maior para se conseguir chegar a um leito de UTI nos hospitais públicos, o que faz com que o paciente chegue com menos chance de sobrevivência.[62]

2. *Acesso às vacinas:*[63] A vacinação também não atingiu a todos de forma similar. Na cidade de São Paulo, por exemplo, enquanto a taxa de imunização nos bairros mais abastados foi igual ou superior a 12,5% dos moradores, nas áreas mais distantes — e pobres — ficou entre 5% e 7,5%.[64] A desigualdade na velocidade de vacinação também pôde ser sentida *entre os estados*. Com o número de 100 milhões de brasileiros vacinados com a primeira ou com as duas doses da vacina, dos sete estados da região Norte, seis tinham os índices mais baixos de vacinação completa. Entre os fatores dessa discrepância, além das condições geográficas e socioeconômicas, tais como a composição etária da população, estão também a dificuldade de acesso a muitas cidades das regiões Norte e a consequente dificuldade de armazenamento e transporte de forma segura dos imunizantes.

3. *Pretos x brancos:* Na cidade de São Paulo, os bairros com as maiores proporções de pessoas que se declaravam pretas e pardas eram os que apresentavam o maior número absoluto de mortes pela covid-19.[65] Dados do boletim epidemiológico da Prefeitura de São Paulo apontavam em abril de 2020, no início da pandemia, que o risco de morte de negros por covid-19 era 62% maior em relação aos brancos.

4. *Pobres x ricos:* Vários fatores contribuem para que bairros mais pobres concentrem mais mortes que os mais ricos. No caso da cidade de São Paulo, por exemplo, 60% dos leitos de UTI do SUS se concentravam em apenas três subprefeituras, enquanto em sete subprefeituras das periferias, onde viviam cerca de quase 2,4 milhões de pessoas (20% da população da cidade), não havia um leito sequer. Além disso, há que se ressaltar que muitos dos trabalhadores que ganhavam até dois salários mínimos — aqueles que até então não tinham perdido seu emprego — precisavam ir ao trabalho em transporte público, o qual, apesar de não ter parado, foi obrigado a diminuir sua circulação, implicando em uma lotação cada vez maior dos ônibus ou vagões do metrô.

5. *Educação*: Com as escolas fechadas, o ensino passou a ser totalmente à distância, escancarando as diferenças sociais no Brasil. Muitas famílias não tinham nem computador nem acesso à internet — ou quando tinham, era insuficiente. Além disso, mesmo se uma família de baixa renda possuísse computador e acesso, o fato de ter dois estudantes ou mais no domicílio prejudicava o aprendizado. Assim a pandemia escancarou ainda mais a diferença entre as crianças ricas e pobres, e os resultados perniciosos foram sentidos já no final de 2021. A ONG (Organização Não Governamental) Educação Para Todos mostrou que, naquele período, quase 41% das crianças entre 6 e 7 anos não sabiam ler e escrever, ou seja, analfabetas, um crescimento de 66% quando comparado a dois anos antes. E que a desigualdade entre elas ficou ainda mais evidente, já que, apesar de o percentual de analfabetismo ter subido em todas as faixas econômicas e etnias, os dados mostraram que as crianças mais pobres, pretas e pardas foram as que mais sofreram no período.[66]

6. *Trabalho remoto x serviços essenciais*: De acordo com os dados da Pnad Covid-19 (Pesquisa Nacional por Amostra de Domicílios), realizada pelo IBGE em 2020, somente 8% dos indivíduos pertencentes às classes D e E puderam mudar o seu local de trabalho na pandemia, número que sobe para 10% para a classe C e dispara para 28% quando levada em conta as classes A e B. A relação também é gritante quando se compara aqueles que têm o nível superior e puderam mudar o local (34%) contra aqueles que só terminaram o ensino fundamental (6,6%).[67] As trabalhadoras domésticas e os trabalhadores dos setores considerados "essenciais"[68] foram, assim, as maiores vítimas da pandemia no Brasil. As trabalhadoras ditas "domésticas", por muitas delas não serem formalmente contratadas (61,6%), ficaram ainda mais pobres e desprotegidas — ou mesmo sem emprego — durante a pandemia no Brasil. Segundo relatório da OIT (Organização Internacional do Trabalho), de junho de 2021, elas tiveram um corte de 34% em seus salários no primeiro semestre de 2020. Com relação aos trabalhadores considerados essenciais, tais como caminhoneiros, motoristas de ônibus, porteiros de edifício, vigilantes, faxineiros e vendedores do comércio, dados do Caged apontam que essas profissões foram duramente afetadas pela pandemia, estando entre as ocupações que mais apresentaram desligamentos por morte no segundo bimestre de 2021. Além deles, também havia uma grande população de ambulantes, entregadores, diaristas que perderam suas vidas, mas não entraram nas estatísticas de trabalho como trabalhadores formais. Tais trabalhadores, de modo geral, não puderam aderir ao trabalho remoto, nem manter os níveis de distanciamento físico necessário, pois suas atividades necessitavam da atividade presencial. Pesa ainda o fato de não terem sido incluídos no grupo de vacinação prioritária.[69]

Assim, o SoroEpi MSP chancelava, no laboratório, as desigualdades listadas anteriormente. Foi detectada a presença de anticorpos em 17,9% da população adulta do município, mas a soroprevalência (ou seja, quem foi infectado) se mostrou mais alta na população de renda média mais baixa, com 22% das pessoas testadas apresentando anticorpos, enquanto na população de renda média mais alta, o percentual era de 9,4%. Entre a população preta e parda, os anticorpos foram encontrados em 20,8% da população testada, número superior ao encontrado entre a população branca (15,4%). Os testes realizados no mês anterior apontavam que a fração de pessoas infectadas nos bairros de baixa renda (16%) era 2,5 vezes maior que nos bairros de alta renda (6,5%). Nos primeiros, a prevalência foi de 16%, enquanto nos segundos foi de 6,5%.[70]

Foi também no Brasil que entregadores relatavam transportar em suas motocicletas refeições que muitas vezes custavam mais de R$ 200, enquanto eles sentiam fome. Como disse o historiador Leandro Karnal, na pandemia "os ricos morrem de tédio e os pobres morrem de fome". Com a pandemia amenizada, a prioridade para os ricos era o lazer, enquanto para os pobres, a sobrevivência.

Enquanto os pobres lutavam para sobreviver e ter o que comer na refeição seguinte, os milionários viam sua riqueza aumentar. Relatório da Oxfam apontou que, durante a pandemia, os 42 bilionários brasileiros viram sua fortuna crescer em US$ 34 bilhões (a riqueza líquida passou de US$ 123,1 bilhões em 18 de março de 2020 para US$ 157,1 bilhões em 12 de julho do mesmo ano). "A trajetória do vírus é uma fotografia das profundas desigualdades do país", apontava o relatório.[71] A explicação para o fato é que, mesmo com o forte abalo financeiro das bolsas de valores no mês de março, as fortunas dos bilionários eram tão grandes que serviam como "antídoto que lhes permite contar com uma capacidade de reação para rapidamente recolocar seus investimentos em ativos mais seguros ou rentáveis, assim como aproveitar as oportunidades do mercado". Ao mesmo tempo, uma carteira de investimentos diversificada era capaz de dirimir os danos, já que muitas aplicações tinham sua proteção em caso de crise na qual, ao invés de apresentarem prejuízo, lucravam.

Em âmbito mundial, não foi diferente. Em 2022, a mesma Oxfam mostrava que nos dois primeiros anos da pandemia de covid-19, os 10 homens mais ricos do mundo mais do que dobraram suas fortunas, com seus patrimônios juntos passando de US$ 700 bilhões para US$ 1,5 trilhão.

8. A DESIGUALDADE FICA MAIS EVIDENTE

Endividamentos

Merece destaque também o abrupto crescimento do endividamento dos governos e das famílias, principalmente no primeiro ano da pandemia. Os países terminaram 2020 com níveis de endividamento recorde e com muitas dúvidas sobre como esse problema poderia ser resolvido. Havia também o risco inflacionário, já que, ao longo dos dois anos de pandemia, governos e bancos centrais despejaram muito dinheiro em suas economias para tentar minimizar o impacto econômico da covid.

De acordo com o Debtclock, um *site* americano que registrava o endividamento de alguns países, a relação dívida bruta pública em relação ao PIB dos Estados Unidos estava em 100,79% — ultrapassando a casa dos 100%, o que não ocorria desde a Segunda Guerra Mundial. Esse aumento era resultado direto dos gigantescos pacotes de ajuda aprovados como uma tentativa de minimizar o impacto da pandemia. Na década de 1960, por exemplo, essa dívida girava na casa dos 30% do PIB.

No Brasil não foi diferente. O rombo nas contas públicas foi crescente. Ao ser declarado "estado de calamidade" em âmbito nacional, tanto o Governo Federal quanto os estados não precisaram mais seguir uma estrita regra de teto de gastos.[72] O resultado foi um rombo de quase R$ 420 bilhões no primeiro semestre de 2020, resultado do aumento de gastos para combater a covid-19 e a perda de arrecadação de impostos de uma economia enfraquecida (a título de comparação, com a aprovação da Reforma da Previdência em 2019, o governo esperava economizar cerca de R$ 800 bilhões em 10 anos com aposentadorias). Em fevereiro de 2021, a dívida pública atingia 90% do PIB brasileiro, batendo novo recorde na pandemia. E o endividamento das famílias também acompanhou o do governo, atingindo, em novembro de 2020, seu ápice. Segundo dados do Banco Central, as dívidas bancárias atingiram 51% da renda acumulada das famílias nos 12 meses anteriores. Em janeiro de 2019 — ou seja, antes da pandemia —, esse indicador era de 45,19%.[73]

O progresso, considerado como melhorias na prosperidade humana, que inclui qualidade de vida em geral, paz, liberdade e direitos, não tem sido nem alcançado por todos, e nem na mesma velocidade. O excesso de endividamento dos governos dificulta ainda mais a possibilidade de serviços públicos de melhor qualidade e de um país e um mundo mais justo, menos desigual. E o excesso de desigualdade é perverso e faz com que se tenha a consciência, naqueles que têm menos, do sentimento de injustiça.

Tal sentimento só poderá ser dissipado se o pobre e o miserável virem melhoras materiais em suas vidas. Após décadas em que a ideologia neoliberal assolou o mundo capitalista ocidental, em dois anos, a pandemia expôs as suas contradições: a população em geral quis se sentir cuidada, através de serviço público digno, de uma renda de cidadania. Algumas ideias por trás das manifestações de 2013 voltavam ao debate. É esse o cenário que o líder brasileiro há de herdar, tendo de lidar com os desafios inerentes ao cargo e à dimensão de seu país.

9.

OS DESAFIOS PARA O BRASIL PÓS-PANDEMIA

> *"E daí? Lamento. Quer que eu faça o quê? Eu sou Messias, mas não faço milagre."*
>
> Jair Bolsonaro (28/4/2020).
>
> *"Tem medo do quê? Enfrenta! (...) Lamento. Lamento as mortes. Morre gente todos os dias de uma série de causas. É a vida, é a vida."*
>
> Jair Bolsonaro (31/7/2020).

Do combate à corrupção à comida no prato

A nação brasileira tem de olhar para o futuro sem ter conseguido ainda resolver os piores problemas que um povo pode enfrentar: a miséria. Um país que está entre as 10 maiores economias no mundo e que tem um setor agrícola pujante não pode permitir que 20 milhões de seus habitantes fiquem 24 horas ou mais sem ter o que comer em alguns dias. Que outros quase 25 milhões já tenham reduzido a quantidade de comida e vivam com a incerteza de como se alimentarão. E que ainda outros 74 milhões tenham dúvida se um dia passarão por essa situação.[74] São números muito expressivos para um país como o Brasil. Combater a fome e a miséria deve ser o principal objetivo de qualquer governante que assuma a cadeira do Executivo, em qualquer eleição, em todo tempo. Luiz Inácio Lula da Silva, presidente do Brasil entre 2003 e 2010, parece ser o candidato preferido dos brasileiros para resolver esse grave problema. E aqui é necessário fazer uma rápida digressão para entender os "anos Lula".

Lula chegara ao poder depois de ter perdido as três primeiras eleições após o período de redemocratização brasileira. Em 1989, perdeu no segundo turno para Fernando Collor de Mello. Em 1995 e 1999, foi a vez de Fernando Henrique Cardoso bater o metalúrgico. Lula sairia finalmente vencedor nas eleições de 2002 e comandaria o Brasil de forma direta por dois mandatos, e depois alcançaria outras duas vitórias com sua sucessora, a também petista Dilma Rousseff. No primeiro mandato de Lula, o planeta viu um período de forte crescimento econômico. E o Brasil surfou naquela onda. Puxado pela alta das *commodities*, o PIB nacional crescia em média 4% ao ano. Mesmo o *tsunami* econômico de 2008 não foi capaz de desacelerar o Brasil. O país passou praticamente incólume aquela crise, tendo na figura de Lula o seu grande líder para passar pela "marolinha", como o então presidente classificou o momento econômico que abalava o mundo. Lula e sua equipe econômica prosseguiram com o aumento do crédito para o consumo das famílias. Mas aquela política mandaria sua conta.

Como bem afirma o sociólogo italiano Maurizio Lazzarato[75], "o projeto do PT operar uma 'redistribuição' da riqueza através das 'despesas sociais' acabou por financeirizá-las, e em parte, privatizá-las". E prossegue: "A transformação dos pobres e de uma fração dos assalariados em 'homens endividados' [...] terá consequências desastrosas [...]" (p. 28). Lazzarato observa ainda que Lula e o PT operaram um verdadeiro "incentivo ao consumo" às famílias brasileiras e que, enquanto o salário dobrava, o crédito ao consumo quadruplicava. E se o acesso ao crédito objetivava — e em certos aspectos conseguia — reduzir a pobreza, foi também através desse processo que "a financeirização se introduziu na vida cotidiana de brasileiros, sobretudo os mais pobres (a 'inclusão pela finança')" (p. 29). A consequência desse processo apresentou principalmente uma característica neoliberal: uma verdadeira "privatização das despesas estatais e dos serviços sociais", tais como saúde, educação e transporte. Com dinheiro no bolso, o brasileiro podia "comprar" o acesso à escola particular para seus filhos, assim como contratar um plano de saúde. De maneira indireta, era um golpe na educação e saúde públicas. "O PT realizou, querendo ou não, outro elemento do programa neoliberal que rapidamente se voltou contra ele: a reconfiguração do Estado e de suas funções" (p. 32). E continuava: "O PT puxou o próprio tapete, pois as políticas de 'distribuição' criaram um individualismo despolitizante que, na realidade, era o objetivo político dos neoliberais" (p. 33). E finaliza: "O neoliberalismo não chegou de repente no fim dos mandatos de Lula, ele foi cultivado, favorecido, cevado — ironia do destino! — pelo Partido dos Trabalhadores". Para Lazzarato, a política petista pode ser sintetizada como um *"socialismo do cartão de crédito"* (p. 34).

Aliado a esses fatos econômicos — os quais, se num primeiro momento trouxeram benefícios à população, anos depois revelaram os malefícios —, os resultados obtidos pela Operação Lava Jato, que apontavam Lula como o suposto líder da organização criminosa que varreu os cofres brasileiros com sua corrupção impregnada, levaram a um sentimento de ressentimento, raiva, ódio — e até mesmo de nostalgia recente.

A eleição de 2018 apresentava, assim, uma das inúmeras contradições brasileiras: era necessário combater o PT e sua corrupção, o mesmo PT que havia dado, poucos anos antes, as maiores possibilidades econômicas recentes para os brasileiros. E o nome que mais de 57 milhões de eleitores brasileiros escolheram no segundo turno das eleições para empreender tal feito foi Jair Messias Bolsonaro. Apesar de contar com grande rejeição de parcela do eleitorado, o mérito de Bolsonaro consistiu em se materializar como canalizador do descontentamento de parte da população decepcionada e descontente com as administrações petistas, feito que outros candidatos a presidente naquela ocasião, como Geraldo Alckmin (PSDB) e Ciro Gomes (PDT), não foram capazes de alcançar. Assim, quem elegeu Bolsonaro não foram só os eleitores dito "bolsonaristas", mas todos aqueles que viam em sua figura o único capaz de derrotar o PT. Ele foi eleito com a ajuda daqueles que rejeitavam o PT e Lula, não para implementar uma agenda econômica ultraliberal. Ele foi eleito, sim, pela percepção de que a crise econômica pela qual o Brasil atravessava era responsabilidade do PT e do esquema de corrupção implantado.

Mas, quatro anos depois, a história brasileira continua a ser escrita. E Lula e Bolsonaro se encontram de forma direta nas eleições de 2022, em que Bolsonaro aparece enfraquecido, tendo perdido muito de seu apoio junto ao eleitor. De modo geral, a parcela do eleitorado que desistiu de Bolsonaro[76] não o fez porque viu nele ou em sua equipe atos de corrupção, mas porque não se sentiu cuidada na pandemia, ou viu sua renda cair ou seu trabalho minguar. Paulo Guedes, o aclamado superministro da Economia, não entregou quase nenhuma melhora para a população. Seu aparente desprezo pelos pobres e distância para com eles também podem ter colaborado para tal cenário.

As pesquisas eleitorais até o início de 2022 projetavam a derrota de Bolsonaro, pois seu governo se caracterizou pela ausência de um programa para o Brasil, e a insatisfação dos brasileiros se voltava, então, contra ele. Os tempos mudaram e o problema maior de muitos brasileiros era a geladeira desguarnecida, o prato vazio e o estômago clamando por comida. O brasileiro queria alguém que o ajudasse a enfrentar a miséria, que botasse comida em seu prato, que nutrisse atos de empatia com seu sofrimento. E a esperança de que os bons dias voltassem era personalizada, por mais paradoxal que pudesse parecer, na figura de Lula. Era Lula que as pesquisas indicavam que o eleitorado queria para diminuir a miséria.

O período de quatro anos é muito curto para se mudar uma ideologia política na intimidade de um indivíduo. Por isso, observa-se que a migração de votos de um para outro representava muito mais uma insatisfação momentânea que uma visão política — primeiro, para combater a corrupção; e depois, para combater a miséria.

No país das contradições, a Operação Lava Jato, na figura do juiz Sérgio Moro, alavancou a candidatura de Bolsonaro. E quatro anos depois, o mesmo Moro reaparecia; mas, como candidato a presidente, roubava uma parte dos votos de Bolsonaro e alavancava a candidatura de Lula.

Se, de certa forma, a crise econômica de 2008 cedeu um certo espaço ao populismo, a crise sanitária da covid-19 fez com que, pelo menos no Brasil, o pêndulo se voltasse para a esquerda, com a volta do Estado para a proteção dos pobres e miseráveis.

Lula, se eleito, terá a oportunidade de reescrever sua história como presidente do Brasil. Resta saber se ele estará atrelado a um projeto de vingança ou a um projeto de país. Se optar pelo segundo caminho, terá a chance de, definitivamente, cravar seu nome na história da política mundial e levar o Brasil a um patamar de destaque em âmbito planetário.

Tendências e sequelas

Independentemente de quem seja escolhido pelo povo, o líder brasileiro deverá lidar tanto com os problemas históricos do Brasil, tal como a falta de saneamento básico, provendo água tratada e coleta e tratamento de esgoto para os domicílios, como com as sequelas provocadas pela pandemia. Em 2020 o Brasil teve tanto o recorde de óbitos de sua história, com mais de 1,5 milhão de mortes, como também o menor número de nascidos desde 1994, com 2,679 milhões de nascimentos.[77] Tal fenômeno que, se em um momento pode culminar num retardamento do aumento populacional, em um posterior período pode apresentar um *boom* de nascimentos e crescimento demográfico, como se viu nos Estados Unidos no período seguinte à Segunda Guerra Mundial, e todas as questões econômicas e demográficas que tal fenômeno implica. Ainda nesse campo, deve-se levar em conta a questão da expectativa de vida que diminuiu pelo maior número de mortes,[78] além da assistência às milhares de crianças órfãs, que perderam pai e mãe para a covid.

No campo econômico, enfrentará a questão inflacionária em um período de crescente endividamento dos governos e das populações, além da falta de insumos — a chamada economia da escassez. Os desafios do meio ambiente e da sustentabilidade, como o combate ao desmatamento, a devolução da dignidade às populações indígenas, e a questão das energias renováveis, também devem estar na pauta principal do líder. No campo da educação, recuperar o atraso histórico da falta de acesso ao ensino de qualidade, o qual sofreu um golpe ainda maior durante os dois anos da pandemia. Na saúde, o grande desafio será lidar com uma pandemia que pode virar endemia, com as sequelas físicas e psicológicas da doença em muitos indivíduos, e com o adiamento de tratamentos e cirurgias que foram represadas; e considerar também o problema das doenças de teor psicológico, como a depressão, além da questão do aumento do consumo de álcool e das mortes causadas pelo seu excesso.

Renda básica e reforma eleitoral

No Brasil, a pandemia pode ser vista como vingança, entre outras coisas, da renda básica de cidadania. Sem trabalho nem dinheiro no bolso, o brasileiro mal se alimenta e pode morrer. Por isso, a proposição que deve ser levada adiante é a instituição *de fato* da renda básica "universal, incondicional e permanente". Sancionada em 2004 pelo então presidente Luiz Inácio Lula da Silva, a Lei 10.835 até hoje não foi regulamentada e por isso o benefício nunca entrou em vigor.

Como avalia o sociólogo Josué Pereira da Silva, nos anos recentes, "tempos difíceis" — e agora *ainda mais* difíceis —, faz-se necessário, mais do que nunca, a proposição política da renda básica incondicional, provida pelo Estado para toda a população — a única "condição" que deve ser exigida é o "pertencimento" à sociedade. "A renda básica se mostra uma proposta mais adequada ao fortalecimento da cidadania e da dignidade dos beneficiários, porque a distribuição universal, incondicional e permanente da renda torna-a obrigatoriamente uma política de Estado, prevenindo sua manipulação pelos governantes do momento."

Além de dar dignidade e alimento aos mais miseráveis, a renda básica serviria, no jogo político, para que os governantes fizessem menor uso eleitoral de políticas assistencialistas.

E por falar em uso eleitoral, também penso ser necessária uma reforma no sistema eleitoral: o fim tanto da reeleição quanto da obrigatoriedade do voto assim como a instituição do voto distrital seriam ações que aprimorariam a representatividade política. Também acredito que a instituição de um sistema parlamentarista custaria menos aos cofres públicos brasileiros e permitiria uma maior governabilidade.

10.

SOBRE MUITAS FALHAS E POUCOS ATOS

Ato Único

Toda pintura exige sua pincelada final, e toda obra, para que possa finalmente nascer, exige seu fim, seu "ponto final", mesmo quando o tema — mais do que nunca — não para de engendrar novas perguntas e requerer ulteriores análises. Para chegar até este capítulo conclusivo, o livro foi cobrindo as crises pelas quais o Brasil atravessava: a crise política, a crise sanitária, a crise econômica que, juntas, deram e dão vazão e origem a uma *perigosa crise de expectativas*, em que o desencanto com o "país do futuro" é traduzido em desalento, capaz de resultar em uma geração toda imóvel e improdutiva.

E mesmo a questão do debate político, com os "de direita" ou "de esquerda", deve ser tratada como um fenômeno recente na história do Brasil, cuja nomenclatura veio à tona na boca da população e se disseminou entre os eleitores somente nas eleições de 2018. Aliás, o objetivo de ambos os lados deveria ser de *perseguir o bem comum*. A diferença seria apenas na forma em que chegariam a esse alvo, o "como". A discussão pela discussão não chega ao lugar onde deveria levar o debate: adiante.

Não se trata de escolher um lado ou outro no âmbito político-ideológico, mas sim da necessidade de se posicionar a favor da vida e dos direitos humanos. Muito mais que uma ideologia política, defendo que devemos ser partidários da vida. Mas, para quem mata, parece não haver nada de sagrado, nem mesmo a vida. Com tantos danos, fica difícil acreditar que Bolsonaro quis em algum momento o bem do seu povo.

Volto às indagações iniciais: como um presidente que foi eleito de forma democrática, materializando os melhores desejos dos mais diversos tipos de eleitores, podia, omissão após omissão, frase após frase, querer a morte de seus compatriotas? Na visão deste autor, Bolsonaro teve apenas um ato positivo para combater a pandemia no Brasil. O dia era 23 de março de 2021. Não, o ano não está errado. Foi apenas mais de um ano após o início da pandemia que o presidente discursou durante três minutos, em rede nacional, e pela primeira vez não houve alguma tentativa de negar a gravidade — e a veracidade — da doença ou defender o uso da cloroquina.

É necessário, pois, entender o contexto em que tal pronunciamento foi feito. Seu maior adversário político, o ex-presidente Luiz Inácio Lula da Silva, havia recuperado seus direitos políticos por decisão do ministro do STF, Edson Fachin, que anulou os processos contra ele. E Lula foi, assim, o centro das atenções do mês de fevereiro. Ao mesmo tempo, a reprovação do governo Bolsonaro com relação à atuação na pandemia atingia o recorde de 54%. O número de mortos pela covid não parava de subir, a média móvel de mortes ultrapassava, naquele dia, mais de 3 mil, e o país chegava, no dia seguinte ao pronunciamento, à marca total de 300 mil óbitos. Era necessário, pois, uma espécie de "prestação de contas" à população. Mas era inútil defender aquilo que não foi feito.

O discurso apenas serviu para falar de vacinas e que 2021 seria o ano da vacinação. Tarde demais. Muitas vidas já haviam sido perdidas pelo atraso na compra das vacinas, e muitas outras ainda seriam perdidas. Bolsonaro continuava não demonstrando empatia alguma com o sofrimento das famílias que perderam seus entes queridos.

Como esse fato ilustra, Bolsonaro foi mudando alguns de seus atos e seus discursos de acordo com as exigências eleitorais, e a sua própria ideologia foi enfraquecendo durante seu governo, dando espaço às exigências dos partidos de centro (Centrão) para sua governabilidade, mudando ministros e o que mais fosse necessário, como se verificou em seu mandato.

Mas o presidente nunca deixou de lado a cloroquina, tampouco sentiu-se culpado pela morte de tantos brasileiros. Em fevereiro de

10. SOBRE MUITAS FALHAS E POUCOS ATOS

2022, quando o país beirava os 650 mil mortos, Bolsonaro dizia no Rio Grande do Norte: "A política do fica em casa, *lockdown* e toque de recolher foi desumana, levou a mortes, desemprego, muita gente foi para a depressão e para o desespero".[79] E continuava: "Não errei nenhuma [vez] durante a pandemia, fui atacado covardemente o tempo todo, mas a decisão de conduzir a questão da pandemia, segundo o STF, foi para governadores e prefeitos".[80]

Bolsonaro tinha a necessidade de criar constantemente um inimigo para dizer à sua militância que estava em guerra e que ele vencia todos aqueles que queriam tirá-lo do poder — a maioria era de inimigos imaginários, como a urna eletrônica — em uma verdadeira trama domquixotesca.

Mas foi quando ele se deparou com um inimigo real, a covid-19, que Bolsonaro teve sua grande oportunidade. No entanto, ele optou por eleger como seus novos inimigos os cientistas, os políticos que decidiram enfrentar a pandemia, os indígenas, a vacina, a China.

A pandemia apresentou-se como uma verdadeira oportunidade para o Brasil. Oportunidade de o país liderar nações da América Latina, restabelecer seu protagonismo não só na América Latina, mas também estender sua influência positiva em âmbito global, já que, sendo um país de extensão territorial continental, poderia "exportar" todo o seu saber-fazer de programas de imunização para evitar mortes e salvar vidas no mundo todo. E aqui não se trata, pois, de defender qualquer bandeira nacionalista ou patriótica, mas de ser a favor da vida.

Tivesse ele mantido o então ministro da Saúde, Luiz Henrique Mandetta, e o deixado agir da maneira correta; tivesse ele potencializado as ações do então ministro da Justiça Sérgio Moro no combate à corrupção; tivesse ele...

Bolsonaro teve a chance de mostrar que tipo de comandante seria. Uma oportunidade que foi desperdiçada. Perdido e amarrado em sua questão ideológica, jogou fora a chance de se posicionar como um líder, de exercer influência positiva sobre seus pares e também de elevar o país que comandava a um outro patamar. Mas, como se observou, o cargo de presidente não transformou a sua condição. Como bem pontuou a jornalista Thaís Oyama, o exercício da presidência não elevou Bolsonaro; foi ele quem rebaixou o cargo de presidente aos seus maus modos, à altura do seu pequeno espírito.

Bolsonaro governou o país como uma verdadeira monarquia, porém com o ineditismo de governar não do trono, mas do sofá, ao lado de seus filhos. Todas as denúncias contra o presidente, os escândalos com seus familiares, o tratamento hostil e bélico com a imprensa que ele considerava "comunista" ou "de esquerda", a necessidade de criação constante de um inimigo, a falta de compaixão para com as almas que se perdiam, as árvores que caíam, as espécies de fauna e flora que se extinguiam servirão para que a História o julgue. Ele poderá facilmente ser considerado como, se não o pior, um dos piores presidentes da República brasileira. Mais uma vez o Brasil assistiu, mas dessa vez não de forma passiva, a uma procissão. Porém não de milagres, e sim de mortos.

Dizem que uma tragédia só se torna tragédia se alguém assim a torná-la. E o governo Bolsonaro transformou a pandemia em uma das maiores catástrofes da história do Brasil.

Gostaria o autor que o tom desta obra tivesse sido outro, que fosse de ode a um país que se tornou um exemplo na pandemia, cujo título poderia ter sido: "Pandemia no Brasil. Atos, fatos e influências". Mas o Brasil vivenciou, de forma dramática, uma tragédia, que não teve um salvador para resolver a trama e propiciar um final menos amargo.

O julgamento da história não se fará, pois, pelos condicionais, nem pelas possibilidades ou pelas oportunidades, mas sim pelos fatos e atos, os quais, como vimos, foram falhos. Falhas que custaram caro à população brasileira e que ainda não cessaram com seus efeitos.

NOTAS

1 ECO, UMBERTO. Construir o inimigo e outros escritos ocasionais. Rio de Janeiro: Ed. Record, 2021.

2 https://www1.folha.uol.com.br/ilustrissima/2021/03/queda-de-araujo-e-derrota-de-olavo-de-carvalho-e-de-seita-de-steve-bannon.shtml. Acesso em 31/2/2021.

3 TEITELBAUM, Benjamin R. Guerra pela Eternidade. O retorno do Tradicionalismo e a ascensão da direita populista. Campinas, SP: Editora da Unicamp, 2020.

4 Em junho de 2021, Luís Ricardo Miranda, chefe de importação do departamento de logística do Ministério da Saúde e irmão do deputado federal Luís Miranda (DEM-DF), depôs à CPI e afirmou ter relatado ao presidente Jair Bolsonaro que foi pressionado a autorizar a importação de vacinas da farmacêutica Precisa que, além de implicarem pagamento antecipado e não se enquadrarem nas regras da Anvisa (Agência Nacional de Vigilância Sanitária), estavam com data de validade próxima do vencimento e custavam 50% a mais que as do contrato com a farmacêutica Pfizer. Segundo a CPI apurou, o presidente não teria tomado medidas para a apuração da suposta fraude.

5 Em dezembro de 2018, dias antes de sua posse como ministro da Justiça e Segurança Pública, o Brasil assistiu vir à tona o escândalo das "rachadinhas" de Flávio Bolsonaro; mas, mesmo assim, Moro optou por tomar posse no Governo, alegando que "o senhor presidente eleito já esclareceu a parte que lhe cabe no episódio".

6 Moro pediu exoneração após o presidente tentar interferir em sua pasta, quando quis mudar o superintendente da Polícia Federal que era responsável pela região do Rio de Janeiro, em uma estratégia preventiva para blindar futuras investigações contra o seu filho Flávio Bolsonaro. E seu atos após esse fato operaram um verdadeiro divórcio com a Operação e o desmantelamento da mesma.

7 Foi o que apontou o estudo The impact of super-spreader cities, highways, and intensive care availability in the early stages of the COVID-19 epidemic in Brazil. Miguel A. L. Nicolelis, Rafael L. G. Raimundo, Pedro S. Peixoto & Cecilia S. Andreazzi. https://www.nature.com/articles/s41598-021-92263-3.

8 A grafia correta da família, em italiano, é Bolzonaro.

9 Meses depois, foi impetrada na Justiça italiana uma ação popular solicitando que a cidadania concedida a Bolsonaro fosse considerada "ilegítima ou nula".

10 A necessidade de constante produção de inimigos resvalava fortemente na imprensa. A organização internacional "Repórteres sem Fronteiras" apontava que Jair Bolsonaro e seus filhos fizeram 469 ataques a jornalistas e veículos de imprensa em 2020. E, em junho de 2021, ele entrava para a lista dos "Predadores mundiais de liberdade de imprensa", compilada pela mesma organização, a qual afirmava que "a retórica agressiva e rude [de Bolsonaro] sobre a mídia atingiu novos patamares desde o início da pandemia". E prosseguia no mesmo comunicado: "Desde que assumiu o cargo, o trabalho da imprensa brasileira tornou-se extremamente difícil. Seu estilo de marca registrada é insultar, denegrir e humilhar jornalistas considerados muito críticos. Para ele, a imprensa 'não serve para nada' e equivale a 'rumores e mentiras permanentes'". Além, é claro, dos constantes ataques sexistas e misóginos contra jornalistas mulheres.

11 TEITELBAUM, Benjamin R. Guerra pela Eternidade. O retorno do Tradicionalismo e a ascensão da direita populista. Campinas, SP: Editora da Unicamp, 2020.

12 Todas as referências a Olavo de Carvalho, Steve Bannon e o Tradicionalismo foram extraídas do livro de Benjamin Teitelbaum, salvo se diversamente citado.

13 A título de curiosidade, René Guenon morreu paranoico em 1951, e Julius Evola, outro expoente

da seita, passou seus últimos anos recluso em seu apartamento em Roma, tendo sido já naquela época renegado por muitos Tradicionalistas.

14 Schuon operava suas cerimônias nos Estados Unidos, e foi denunciado porque em seus rituais as mulheres deveriam ser iniciadas com um ato sexual, e sem uso de contraceptivos (para mais detalhes, ver o capítulo 10, "Reuniões esotéricas", do livro Guerra pela Eternidade).

15 https://www.uol.com.br/universa/noticias/redacao/2021/06/25 heloisa-de-carvalho.htm. Acesso em 1/12/2021.

16 https://noticias.uol.com.br/ultimas-noticias/afp/2021/01/20/mortos-pela-covid-19-nos-eua-superam-baixas-militares-na-segunda-guerra.htm. Acesso em 21/1/2021.

17 https://noticias.uol.com.br/meio-ambiente/ultimas-noticias/redacao/2021/04/26/alexandre-saraiva-ministro-ricardo-salles-noticia-crime.htm. Acesso em 27/4/2021.

18 https://noticias.uol.com.br/meio-ambiente/ultimas-noticias/redacao/2021/05/25/relatorio-do-coaf-operacao-salles.htm. Acesso em 5/12/2021.

19 https://www.inesc.org.br/dando-nome-aos-bois-analise-das-medidas-infralegais-para-o-meio-ambiente-nos-primeiros-dois-anos-do-governo-bolsonaro/. Acesso em 7/12/2021.

20 https://g1.globo.com/natureza/noticia/2021/06/23/familia-de-novo-ministro-do-meio-ambiente-disputa-posse-em-terra-indigena-em-sp.ghtml. Acesso em 27/12/2021.

21 A Fundação Cultural Palmares foi criada em agosto de 1988 pela Lei 7768/1988 para preservar os valores culturais, sociais e econômicos decorrentes da influência negra na formação da sociedade brasileira, "eternizando" a memória de Zumbi, o líder do quilombo de Palmares, localizado em Alagoas, que, por ter suportado ataques durante quase um século, tornou-se símbolo de resistência contra a escravidão. O "Dia da Consciência Negra" no Brasil é celebrado em 20 de novembro, data da morte de Zumbi.

22 https://noticias.uol.com.br/politica/ultimas-noticias/2022/01/13/renomear-fundacao-palmares-como-princesa-isabel-e-ilegal-diz-especialista.htm. Acesso em 14/1/2022.

23 https://noticias.uol.com.br/politica/ultimas-noticias/2021/08/29/mpt-denuncia-presidente-da-fundacao-palmares-e-pede-afastamento.htm. Acesso em 30/8/2021.

24 Em comparação, após três meses de campanha de vacinação contra a covid-19, apenas 25 milhões de brasileiros haviam recebido a vacina (em sua primeira dose ou ciclo completo). O fator diferenciador entre esses dois períodos foi certamente a disponibilidade de vacina e a vontade do governo em vacinar.

25 Donald Trump parece ter sido mais eficaz – no sentido de operar os preceitos da seita Tradicionalista – que Bolsonaro porque Bannon, seu conselheiro, acreditava mais nos "ciclos" que Olavo de Carvalho, para quem os ciclos, mais do que algo material, eram uma interpretação.

26 FOUCAULT, Michel. Em defesa da sociedade. São Paulo, WMF Martins Fontes, 2010.

27 MBEMBE, Achille. Biopoder, soberania, estado de exceção, política de morte. São Paulo: In-1 edições, 2018.

28 ALLIEZ, Eric; LAZZARATO, Maurizio. Guerras e Capital. São Paulo: Ubu editora, 2021.

29 A maior parcela correspondia ao auxílio emergencial. Depois apareciam os gastos com auxílio federal aos estados, Distrito Federal e municípios para lidarem com o novo coronavírus.

30 https://www.inesc.org.br/wp-content/uploads/2021/04/BGU_Completo-V04.pdf Acesso em 30/4/2021.

31 https://noticias.uol.com.br/saude/ultimas-noticias/redacao/2021/05/26/queiroga-atribui-culpa-pelo-agravamento-da-pandemia-a-problemas-no-sus.htm. Acesso em 27/5/2021.

32 https://noticias.uol.com.br/colunas/leonardo-sakamoto/2021/04/07/pandemia-foi-pretexto-para-violar-direitos-humanos-no-brasil-diz-anistia.htm. Acesso em 7/4/2021.

33 Diário da Câmara dos Deputados, de 16 de abril de 1998, texto anexo ao relatório final.

34 https://www.campograndenews.com.br/politica/bolsonaro-diz-que-oab-so-defende-bandido-e--reserva-indigena-e-um-crime. Acesso em 8/11/2021.

35 Como pontua o relatório da CPI (p. 594), Bolsonaro transferiu a competência de demarcação das terras indígenas para o Ministério da Agricultura, Pecuária e Abastecimento, por meio da Medida Provisória n.º 870, de 2019, decisão essa que tempos depois foi revertida pelo Judiciário.

36 https://g1.globo.com/politica/noticia/2020/01/24/cada-vez-mais-o-indio-e-um-ser-humano-igual--a-nos-diz-bolsonaro-em-transmissao-nas-redes-sociais.ghtml. Acesso em 8/11/2021.

37 https://noticias.uol.com.br/politica/ultimas-noticias/2020/05/22/weintraub-odeio-o-termo-povos-indigenas-quer-quer-nao-quer-sai-de-re.htm. Acesso em 8/11/2021.

38 "Como os indígenas têm afirmado em suas manifestações, não é só o vírus que os ameaça. Além da desigualdade, há perseguição ativa, instigada e promovida pelo governo, que tem o dever de proteger, mas elege os indígenas como alvo de uma campanha de desvalorização, com o intuito de suprimir sua autonomia e sua diversidade, almejando abrir suas terras para exploração econômica. Quando a pandemia chegou, encontrou os indígenas já fragilizados, mal assistidos e acossados." (Relatório final da CPI, p. 577).

39 "Durante a gestão do ex-Ministro do Meio Ambiente Ricardo Salles, servidores responsáveis por operações contra o garimpo em terras indígenas foram exonerados, sob protesto de fiscais ambientais. Nesse episódio, também relatado pela Comissão Especial de Defesa dos Direitos dos Povos Indígenas da OAB, no documento n.º 2.770, os coordenadores das operações de fiscalização foram exonerados em razão do êxito de operações que interromperam o desmatamento na Terra Indígena Ituna-Tatá, após a área desmatada ter crescido oito vezes de 2018 para 2019. Noutro episódio, operações de repressão ao garimpo ilegal chegaram a ser suspensas a pedido dos supostos infratores, que o Ministério afirmou serem os próprios indígenas. Seria como a polícia interromper uma operação contra o tráfico de drogas a pedido dos criminosos, sob o pretexto de que seriam moradores do local onde desejam exercer impunemente suas atividades ilegais." (Relatório final da CPI, p. 603).

40 Em 21 de julho de 2020, o STF recebeu uma notícia-crime contra o Presidente da República em que pesava a recusa em fornecer água para a população indígena. Procedimento que foi descartado pela Procuradoria-Geral da República (PGR), alegando que o fornecimento de água poderia trazer despesas imprevistas no orçamento, omitindo, ao mesmo tempo, que o Ministério da Cidadania, chefiado pelo então ministro Onyx Lorenzoni, havia interrompido o Programa Cisternas, para o qual tinha verba aprovada. (cf. p. 634).

41 https://apublica.org/2021/08/nao-ha-um-unico-genocidio-que-nao-tenha-sido-precedido-por-discursos-deodio/. Acesso em 10/10/2021.

42 Estimava-se o número de cerca de 1.000 óbitos.

43 Como foi o caso da recusa ao fornecimento de água para a população indígena por parte do Ministério da Cidadania, chefiado pelo então ministro Onyx Lorenzoni, como visto anteriormente.

44 Alguns agentes de saúde relataram terem sido recebidos por alguns indígenas com hostilidade ou até mesmo armados. (p. 637).

45 Já no final de 2020, a comissão liderada pelo Prof. Miguel Reale Júnior comentava a situação política com relação aos indígenas, afirmando haver um "estrangulamento orçamentário do órgão que deveria proteger a população indígena" em combinação com uma "inexecução do orçamento a ele destinado", caracterizando, assim, uma "deliberada omissão" em relação aos mesmos (p. 616).

46 High Rate of Mutational Events in SARS-CoV-2 Genomes across Brazilian Geographical Regions, February 2020 to June 2021. Ueric José Borges de Souza, Raíssa Nunes dos Santos, Fabrício Souza Campos, Karine Lima Lourenço, Flavio Guimarães da Fonseca, Fernando Rosado Spilki e Corona-ômica.BR/MCTI Network. https://www.mdpi.com/1999-4915/13/9/1806. Acesso em ?

47 O TrateCov foi planejado para funcionar de modo a identificar associação de quaisquer dois sintomas como "Provável diagnóstico de covid-19". A informação de que alguém sentia, por exemplo,

"dor de cabeça" e "náuseas", ou "lombalgia" ou qualquer outro tipo de diagnóstico, era suficiente para que a plataforma prescrevesse o uso de medicamentos do denominado "tratamento precoce", que eram: Difosfato de Cloroquina, Hidroxicloroquina, Ivermectina, Azitromicina, Doxiciclina, Sulfato de Zinco e Dexametasona.

48 Pesquisa realizada pelo Instituto Datafolha entre os dias 7 e 8 de julho de 2021 apontava que 94% dos brasileiros diziam ter se vacinado (56%) ou pretendiam se vacinar (38%).

49 A vacina provou ser uma profilaxia barata diante de tantos benefícios. No caso brasileiro, a taxa de mortalidade dos pacientes internados no SUS caiu vertiginosamente ao longo de 2021, de mais de 30% em março de 2021 para cerca de 16% em novembro, graças ao avanço da vacinação, segundo dados do próprio órgão. Além disso, a vacina evitou outras milhares de internações e permitiu que os vacinados, quando infectados, apresentassem quadros menos graves e sintomas mais leves da doença, e, quando internados, passassem menos tempo nos hospitais. Os experimentos de vacinação de toda uma cidade, como em Serrana (SP) e Guaramiranga (CE), mostraram que, à medida que se vacinavam mais pessoas, seu impacto efetivo na população era ainda maior, protegendo não só os vacinados, como também aqueles que eventualmente não se vacinaram, representando uma espécie de sistema imune coletivo.

50 https://static.congressoemfoco.uol.com.br/2021/07/Ministério-da-Saúde-vale-esse.pdf. Acesso em 8/9/2021.

51 https://static.congressoemfoco.uol.com.br/2021/07/exercito.pdf. Acesso em 8/9/2021.

52 https://www1.folha.uol.com.br/mercado/2021/12/brasil-deve-completar-16-anos-de-crescimento-abaixo-da-media-mundial.shtml. Acesso em 30/12/2021.

53 A Escola de Chicago passou assim a ser denominada, a partir de década de 1950, como uma referência aos professores do Departamento de Economia da Universidade de Chicago, em Illinois, nos Estados Unidos. Sua principal característica é a defesa do livre mercado. Na década de 1970, Paulo Guedes, formado em Economia pela UFMG (Universidade Federal de Minas Gerais), foi estudar na Universidade de Chicago, onde converteu-se ao neoliberalismo econômico.

54 https://economia.uol.com.br/noticias/redacao/2021/12/27/reforma-da-previdencia-e-maior-legado-de-guedes-dizem-economistas.htm. Acesso em 28/12/2021.

55 https://www1.folha.uol.com.br/mercado/2021/01/brasil-comeca-2021-com-mais-miseraveis-que-ha-uma-decada.shtml. Acesso em 29/1/2021.

56 https://www1.folha.uol.com.br/mercado/2021/05/guedes-diz-que-pt-merecidamente-ganhou-quatro-eleicoes-apos-criar-o-bolsa-familia.shtml. Acesso em 11/11/2021.

57 Em minha tese de doutorado Governamentalidades e Biodesigualdade: novas relações de poder e novas formas de existência no século XXI, faço uma análise pormenorizada da questão das desigualdades em nível mundial.

58 http://noticias.uol.com.br/saude/ultimas-noticias/redacao/2020/05/05/no-brasil-covid-19-nao-mata-por-idade-mas-por-endereco-sugere-estudo.html. Acesso em 6/5/2020.

59 https://www1.folha.uol.com.br/empreendedorsocial/2020/05/nas-classes-d-e-e-51-perderam-metade-da-renda-ou-mais-na-pandemia.shtml. Acesso em 7/5/2020.

60 CARVALHO, Laura. Curto-circuito: O vírus e a volta do Estado. São Paulo: Todavia, 2020.

61 http://noticias.uol.com.br/saude/ultimas-noticias/redacao/2020/06/21/mortalidade-em-utis-publicas-para-covid-19-e-o-dobro-de-hospitais-privados.html. Acesso em 24/7/2021.

62 O problema da vacinação e da distribuição das vacinas desigual foi global. Como alertou o diretor-geral da OMS, Tedros Ghebreyesus, em julho de 2021, "mais de 3,5 bilhões de vacinas foram distribuídas globalmente. Mas mais de 75% delas foram para apenas dez países". Àquela altura, com dois bilhões de doses administradas, os países mais ricos, que concentravam 16% da população mundial, respondiam por 37% das doses aplicadas. https://noticias.uol.com.br/saude/ultimas-noticias/afp/2021/06/03/dois-bilhoes-de-vacinas-anticovid-foram-aplicadas-37-em-paises-ricos.htm. Acesso em 04/6/2021.

63 Estudo do LabCidade (Laboratório Espaço Público e Direito à Cidade) e da FAU-USP (Faculdade de Arquitetura e Urbanismo), com dados referentes a março e abril de 2021.

64 http://noticias.uol.com.br/saude/ultimas-noticias/redacao/2020/06/24/bairros-com-mais-negros-concentram-maior-numero-de-mortes-pela-covid-19.html. Acesso em 1/5/2021.

65 https://www1.folha.uol.com.br/educacao/2022/02/sobe-para-41-fatia-das-criancas-de-6-a-7-anos-que-nao-sabem-ler-e-escrever.shtml. Acesso em 8/2/2022.

66 Do total de pessoas em trabalho remoto, 76,1% tinham nível superior completo, 31% tinham entre 30 e 39 anos e a maioria era branca (65,4%). https://www1.folha.uol.com.br/mercado/2021/04/atras-de-renda-e-sem-home-office-pobres-morrem-mais-de-covid.shtml. Acesso em 1/5/2021.

67 Muitos utilizam a nomenclatura "trabalhadores invisíveis" para esse tipo de serviço, a qual não penso ser muito adequada. Os trabalhadores existem, são visíveis, mas é a sociedade que não os vê e não os reconhece.

68 https://www1.folha.uol.com.br/mercado/2021/06/trabalhador-essencial-e-invisivel-e-maior-vitima-da-pandemia-no-brasil.shtml. Acesso em 30/6/2021.

69 https://noticias.uol.com.br/saude/ultimas-noticias/redacao/2020/08/10/sp-mais-de-15-milhao-em-sp-ja-tiveram-contato-com-coronavirus-na-capital.htm. Acesso em 10/8/2020.

70 https://www.cartacapital.com.br/economia/bilionarios-brasileiros-ficam-34-bilhoes-de-dolares-mais-ricos-na-pandemia-diz-oxfam/. Acesso em 20/12/2021.

71 O mecanismo de teto de gastos, aprovado no governo Michel Temer, determinava que as despesas públicas deviam permanecer, em termos reais, estáveis, não podendo superar a taxa de inflação do ano anterior.

72 https://economia.uol.com.br/noticias/estadao-conteudo/2021/02/16/endividamento-das-familias-bate-novo-recorde-na-pandemia.htm. Acesso em 17/2/2021.

73 Os dados são da Rede Brasileira Penssan (Pesquisa em Soberania e Segurança Alimentar e Nutricional).

74 LAZZARATO, Maurizio. Fascismo ou Revolução? O neoliberalismo em chave estratégica. São Paulo: n-1 edições, 2019.

75 A maior parte dos brasileiros que votou em Bolsonaro e pretendia votar em Lula em 2022 era do sexo masculino (53%); cursou até o ensino médio (36%); morava na região Sudeste (44%); era católico (50%); e tinha renda de até um salário mínimo (41%). https://noticias.uol.com.br/colunas/thais-oyama/2021/12/06/pt-convoca-marqueteiros-para-conquistar-o-eleitor-bolsolula.htm. Acesso em 8/12/21.

76 Os dados constam no levantamento Estatísticas do Registro Civil, divulgados pelo IBGE (Instituto Brasileiro de Geografia e Estatística).

77 O estudo "Redução na expectativa de vida no Brasil em 2020 após a Covid-19", liderado pelo Departamento de Saúde Global e População da Universidade Harvard, nos Estados Unidos, apontou queda de quase dois anos na expectativa de vida do brasileiro em 2020.

78 Tal frase chancelava um dos depoimentos da CPI, de Bruna Morato, afirmando que o Governo Federal e a Prevent Senior haviam feito um "pacto" pró-hidroxicloroquina para evitar o lockdown pelo país.

79 O STF apenas concedeu autonomia para estados e municípios implementarem medidas para o combate à covid-19, mas não retirou poderes do Governo Federal para o enfrentamento da pandemia.

80 Os números, extraídos do Consórcio de Imprensa, não indicam quando os óbitos ocorreram de fato, mas sim quando passaram a constar dos balanços oficiais.

DOCUMENTOS COMPLEMENTARES

Principais números da pandemia

Mortes por covid-19 no Brasil:

12/3/2020 – 1ª morte

20/6/2020 – 50 mil mortes por covid-19 (100 dias depois da 1.ª)

08/8/2020 – 100 mil mortes (49 dias depois)

10/10/2020 – 150 mil mortes (63 dias depois)

07/1/2021 – 200 mil mortes (89 dias depois)

24/2/2021 – 250 mil mortes (48 dias depois)

24/3/2021 – 300 mil mortes (28 dias depois)

10/4/2021 – 350 mil mortes (17 dias depois)

29/4/2021 – 400 mil mortes (19 dias depois)

24/5/2021 – 450 mil mortes (25 dias depois)

19/6/2021 – 500 mil mortes (26 dias depois)

26/7/2021 – 550 mil mortes (37 dias depois)

08/10/2021 – 600 mil mortes (74 dias depois)

Na primeira onda:

Maior número de mortes em 24 horas: 1.554 (19/7/2020)

Maior média móvel de óbitos: 1.097 (25/7/2020)

Maior período com média acima de mil: 31 dias

Maior número de óbitos em uma semana: 7.679 (de 19/7 a 25/7/2020)

Mês com maior número de mortes: julho de 2020 (32.912)

Na segunda onda:

Maior número de mortes em 24 horas: 4.211 (06/4/2021)

Maior média móvel de óbitos: 3.125 (12/4/2021)

Maior período com média acima de mil: 191 dias (de 21/1 até 30/7/2021)

Período com média móvel de óbitos acima de 2 mil: de 17/3 até 10/5 (55 dias)

Maior número de óbitos em uma semana: 21.172 (de 4/4 a 10/4/2021)

Mês com maior número de mortes: março de 2021 (66.868)

OS CINCO DIAS COM MAIOR NÚMERO DE MORTES EM TODA A PANDEMIA:

06/4/2021 – 4.211

08/4/2021 – 4.190

31/3/2021 – 3.950

15/4/2021 – 3.774

07/4/2021 – 3.733

AS MÉDIAS MÓVEIS DE MORTES MAIS ALTAS:

12/4/2021 – 3.125

01/4/2021 – 3.119

11/4/2021 – 3.109

13/4/2021 – 3.051

10/4/2021 – 3.025

AS VARIANTES

Com o passar dos meses, o vírus alcançou diferentes mutações pela capacidade de se deslocar rápido e facilmente em algumas nações. A princípio, as nomenclaturas utilizadas foram alusivas aos países onde essas variações foram encontradas pela primeira vez, por exemplo, "variante brasileira". Porém, para tentar evitar qualquer tipo de xenofobia, a OMS decidiu classificar as variantes por letras do alfabeto grego:

Alpha – a primeira variante identificada no Reino Unido.

Beta – mutação encontrada na África do Sul.

Gama – variante encontrada em Manaus (Brasil).

Delta – variante encontrada na Índia.

Ômicron – identificada no continente africano.

GLOSSÁRIO

Brexit – É uma abreviação de "British exit". É o termo mais comumente usado quando se relata a decisão do Reino Unido de deixar a União Europeia.

Consórcio de Imprensa – O "Consórcio de veículos de imprensa" foi uma resposta dos maiores veículos de imprensa do Brasil à decisão do governo Jair Bolsonaro de restringir o acesso a dados sobre a pandemia de covid-19, quando impediu o Ministério da Saúde de divulgar os números de forma precisa e célere. O Consórcio foi composto pelos seguintes veículos de comunicação: UOL, O Estado de S. Paulo, Folha de S. Paulo, O Globo, G1 e Extra, os quais trabalharam de forma colaborativa para buscar as informações necessárias diretamente nas secretarias estaduais de Saúde.

Covax Facility – Foi um programa lançado em abril de 2020 pela OMS, junto com a Comissão Europeia e a França, como resposta à pandemia da covid-19, e tinha como objetivo principal a produção e distribuição de vacinas em grandes proporções, e também o fornecimento de apoio aos exames de detecção da doença e tratamentos.

Escola de Chicago – Referência aos professores do Departamento de Economia da Universidade de Chicago, em Illinois, nos Estados Unidos. Sua principal característica é a defesa do livre mercado.

Gabinete Paralelo – O chamado "gabinete paralelo" era formado por um grupo de médicos, políticos e empresários, que funcionava como uma espécie de consultoria ao presidente Jair Bolsonaro. A maioria de seus integrantes era motivada por ambições políticas.

Globalismo(s) – Trata-se de uma narrativa de que existiria um ou mais inimigos de âmbito mundial, tais como o Islamismo, e principalmente o comunismo, personificados na figura de burocratas internacionais ou da China, que supostamente querem impor o "marxismo cultural" destruindo os valores cristãos, nacionalistas e ocidentais.

Kit covid – Também denominado por "tratamento precoce", é a forma pela qual ficou conhecida a defesa, pelo governo Jair Bolsonaro e seus adeptos, do uso de medicamentos sem eficácia comprovada contra a covid-19.

Operação Lava Jato – Um conjunto de investigações, encabeçadas pela Polícia Federal, que apurava um esquema de lavagem de dinheiro e corrupção ativa que movimentou bilhões de reais durante governos brasileiros.

Rachadinha – Prática que se configura quando o gabinete de um político fca com parte do salário de seus funcionários.

TrateCov – Plataforma planejada para funcionar de modo a identificar associação de quaisquer dois sintomas como "Provável diagnóstico de covid-19".

SIGLAS

ANS – Agência Nacional de Saúde
ANVISA – Agência Nacional de Vigilância Sanitária
APIB – Articulação dos Povos Indígenas do Brasil
CADÚNICO – Cadastro Único
CAGED – Cadastro Geral de Empregados e Desempregados
COAF – Conselho de Controle de Atividades Financeiras
CPI – Comissão Parlamentar de Inquérito
FGTS – Fundo de Garantia por Tempo de Serviço
FGV – Fundação Getúlio Vargas
FUNAI – Fundação Nacional do Índio
IBAMA – Instituto Brasileiro do Meio Ambiente e dos Recursos Naturais Renováveis
IBGE – Instituto Brasileiro de Geografia e Estatística
ICMBIO – Instituto Chico Mendes de Conservação da Biodiversidade
INESC – Instituto de Estudos Socioeconômicos
IPEC – Inteligência em Pesquisa e Consultoria
LABCIDADE – Laboratório Espaço Público e Direito à Cidade
LQFEX – Laboratório Químico Farmacêutico do Exército
MP – Medida Provisória
MPF – Ministério Público Federal
MPT – Ministério Público do Trabalho
PEC – Proposta de Emenda à Constituição
PENSSAN – Pesquisa em Soberania e Segurança Alimentar e Nutricional
PF – Polícia Federal
PGR – Procuradoria-Geral da República
PIB – Produto Interno Bruto
PNAD – Pesquisa Nacional por Amostra de Domicílios
PNI – Programa Nacional de Imunizações
PUC – Pontifícia Universidade Católica
OAB – Ordem dos Advogados do Brasil
OIT – Organização Internacional do Trabalho
OMS – Organização Mundial de Saúde
ONG – Organização Não Governamental
ONU – Organização das Nações Unidas
OXFAM – Oxford Committee for Famine Relief
STF – Supremo Tribunal Federal
SUS – Sistema Único de Saúde
UTI – Unidade de Tratamento Intensivo

BIBLIOGRAFIA

ALLIEZ, Eric; LAZZARATO, Maurizio. *Guerras e Capital*. São Paulo: Ubu editora, 2021.

CARVALHO, Laura. *Curto-circuito: O vírus e a volta do Estado*. São Paulo: Todavia, 2020.

ECO, Umberto. *Construir o inimigo e outros escritos ocasionais*. Rio de Janeiro: Ed. Record, 2021.

FOUCAULT, Michel. *Em defesa da sociedade*. São Paulo, WMF Martins Fontes, 2010.

GUMIERO, Gustavo. *Governamentalidades e Biodesigualdade. Novas relações de poder e novas formas de existência no século XXI*. São Paulo: Scortecci, 2021.

LAZZARATO, Maurizio. *Fascismo ou Revolução? O neoliberalismo em chave estratégica*. São Paulo: n-1 edições, 2019.

MBEMBE, Achille. *Biopoder, soberania, estado de exceção, política de morte*. São Paulo: n-1 edições, 2018.

TEITELBAUM, Benjamin R. *Guerra pela Eternidade. O retorno do Tradicionalismo e a ascensão da direita populista*. Campinas, SP: Editora da Unicamp, 2020.

SILVA, Josué Pereira da. *Renda básica em tempos difíceis*. Cadernos IHU ideias. Ano XVII, n. 284 (2019). São Leopoldo: Universidade do Vale do Rio dos Sinos, 2019.